136

Anaesthesiologie und Intensivmedizin
Anaesthesiology
and Intensive Care Medicine

Herausgeber:
H. Bergmann · Linz (Schriftleiter)
J.B. Brückner · Berlin   R. Frey · Mainz
M. Gemperle · Genève   W. F. Henschel · Bremen
O. Mayrhofer · Wien   K. Peter · München

W. Seybold-Epting

Kardioplegie

Myokardschutz während
extrakorporaler Zirkulation

Mit 36 Abbildungen

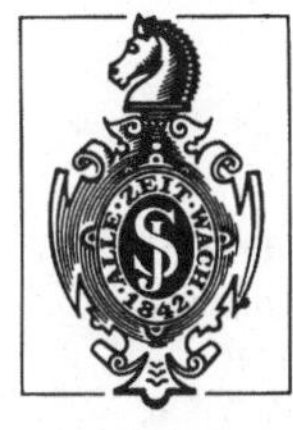

Springer-Verlag
Berlin Heidelberg New York 1981

Priv.-Doz. Dr. med. Walter Seybold-Epting
Abt. für Thorax-, Herz- und Gefäßchirurgie
Chirurgische Universitätsklinik
Calwer Str. 7
7400 Tübingen

ISBN-13:978-3-540-10621-0   e-ISBN-13:978-3-642-67983-4
DOI: 10.1007/978-3-642-67983-4

CIP-Kurztitelaufnahme der Deutschen Bibliothek
Seybold-Epting, Walter:
Kardioplegie/W. Seybold-Epting. - Berlin; Heidelberg; New York: Springer
1981.
(Anaesthesiologie und Intensivmedizin; 136)
ISBN-13:978-3-540-10621-0

Satz: Schreibsatz Service Weihrauch, Würzburg

2127/3321-543210

Vorwort

Der Erfolg einer Operation am offenen Herzen hängt — neben anderen Faktoren — vor allem von der Qualität des intraoperativen Myokardschutzes ab. Die Einführung kardioplegischer Methoden in die Klinik hat das Risiko offener Herzoperationen entscheidend gesenkt.

Die Injektionskardioplegie und Infusionskardioplegie stellen heute die gebräuchlichsten kardioplegischen Verfahren dar. Sie wurden in zahlreichen tierexperimentellen Untersuchungen ausgiebig beforscht. Allerdings erfolgten derartige Studien bislang immer an gesunden Tierherzen. Ziel der vorliegenden Arbeit war es, diese Kardioplegieverfahren im Tierversuch am vorgeschädigten, hypertrophierten Myokard auf ihre Wirksamkeit zu überprüfen.

Die tierexperimentellen Untersuchungen wurden von 1976–1978 in der Abteilung für experimentelle Chirurgie und im biochemischen Labor der Chirurgischen Univ.-Klinik Tübingen durchgeführt. Für die wissenschaftliche Unterstützung und Beratung bei den experimentellen und insbesondere den biochemischen Untersuchungen danke ich Herrn Professor Heller und seinen medizinisch-technischen Assistentinnen sehr herzlich.

Herrn Professor Hoffmeister danke ich herzlich für die Förderung dieser Untersuchungen, seine wertvollen Anregungen und die kritische Durchsicht des Manuskriptes.

Meinen Kollegen Herrn Dr. Fenchel und Herrn Dr. Huth sowie den Mitarbeitern des Tier-OP danke ich für ihre Mithilfe bei der Durchführung der Versuche.

Schließlich habe ich Herrn Juranek, Abteilung für Medizinische Dokumentation und Datenverarbeitung an der Chirurgischen Univ.-Klinik Tübingen, für die statistische Auswertung der Ergebnisse zu danken.

Tübingen, im April 1981   W. Seybold-Epting

Inhaltsverzeichnis

I. Einführung in die Problematik des Myokardschutzes während Operationen am offenen Herzen

Die Einführung der Herz-Lungen-Maschine in die Herzchirurgie durch Gibbon im Jahre 1953 machte es erstmals möglich, korrektive Eingriffe am offenen und stillstehenden Herzen vorzunehmen [52, 53]. Seither konnte das Spektrum der durchführbaren Operationsverfahren sowohl erworbener als auch angeborener Herzvitien enorm erweitert werden. Bis heute bleibt jedoch die Qualität des Myokardschutzes während der extrakorporalen Zirkulation der limitierende Faktor, der trotz über 25jähriger Erfahrung Erfolg oder Scheitern eines komplizierten Eingriffes am offenen Herzen wesentlich bestimmt.

Denn trotz gelungener Verbesserung der Klappendynamik nach Klappenersatz, vermehrtem Koronarfluß nach Koronareingriffen oder Korrektur eines angeborenen Herzfehlers ist das Herz mitunter nicht in der Lage, den Kreislauf nach Beendigung der extrakorporalen Zirkulation spontan oder, wenn überhaupt, nur mit pharmakologischer oder mechanischer Unterstützung zu übernehmen [123, 163, 172].

Da die meisten dieser Patienten im kardial kompensierten Zustand zur Operation kamen, muß diese myokardiale Insuffizienz als Folge eines intraoperativ gesetzten Myokardschadens angesehen werden, der letztlich seine Ursache in einem ungenügenden Myokardschutz während des Eingriffes am Herzen hat.

Es wurden daher frühzeitig Methoden erarbeitet, die darauf abzielten, die Auswirkungen der verminderten oder unterbrochenen Koronarzirkulation auf den Herzmuskel zu mildern.

Folgende Wege stehen heute prinzipiell zur Verfügung:
1. Die Koronarperfusion,
2. der ischämische Herzstillstand
a) reine Ischämie
b) hypotherme Ischämie
c) induzierter Herzstillstand.

1. Koronarperfusion

Die Koronarperfusion mit oxygeniertem Blut während Eingriffen am offenen Herzen stellt theoretisch die optimale Methode der Myokardprotektion dar. Sie könnte bei technisch perfekter Anwendung den Transport von Sauerstoff in den Herzmuskel garantieren und ischämische Schäden vermeiden [103, 107]. An sich sprechen auch die intraoperativen Bedingungen für diese Methode des Myokardschutzes. Verbraucht nämlich das normal arbeitende Herz etwa 10 ml O_2/100 g Herzgewicht/min., so fällt der O_2-Bedarf des leerschlagenden Herzens während extrakorporaler Zirkulation auf 3 bis 4 ml/O_2/100 g/min. [71, 73, 114].

Die Deckung dieses O_2-Bedarfes unter operativen Bedingungen ist jedoch nur gewährleistet, wenn der koronare Perfusionsdruck 80 mm Hg übersteigt [6]. Intramyokardiale Druckmessungen haben nämlich gezeigt, daß sowohl im normal arbeitenden als auch leerschlagenden Herzen ein erheblicher systolischer intramyokardialer Druckgradient von epikardial nach endokardial besteht [5, 6, 86, 93, 94]. Die systolischen subendokardialen Drucke übersteigen den Perfusionsdruck und ermöglichen eine ausreichende Oxygenation der myokardialen Innenschichten nur während der Diastole [6, 109]. Die Überwachung einer adäquaten Koronarperfusion stellt hohe technische Anforderungen und ist nur bei simultaner Messung des Koronarflusses und des Perfusionsdruckes in den Koronarien gewährleistet [109]. Beide Messungen sind jedoch mit erheblichen Fehlerquellen belastet, so daß die Gefahr von Myokardnekrosen infolge Unter- [10] oder Überperfusion [17, 159] nicht sicher ausgeschlossen werden kann. Abgesehen von den technischen Schwierigkeiten birgt die Koronarperfusion weitere schwerwiegende Nachteile: Die Kanülierung der Koronarostien kann zeitraubend sein und, besonders beim Aortenklappenersatz, den Operationsverlauf verlängern und behindern. Luft und Mikrothromben können in die koronare Strombahn embolisiert werden [103, 172]. Besteht eine kurze linke Stammarterie, verlegt die Perfusionskanüle das Ostium des Ramus interventricularis anterior und führt zur Unterperfusion der Ventrikelvorderwand [163]. Ähnliche Probleme entstehen bei Koronaranomalien oder arteriosklerotischen Koronarstenosen [9]. Dissektionen der Koronararterien [41, 63] und späte Ostiumstenosen [174] wurden beschrieben. Schließlich muß darauf hingewiesen werden, daß die Korrektur komplizierter kongenitaler Vitien und Koronareingriffe technisch einwandfrei nur am stillstehenden Herzen möglich sind.

Um einerseits am stillstehenden Herzen operieren zu können, andererseits das Myokard nicht zu langen ischämischen Perioden auszusetzen, wird häufig auch die intermittierende Koronarperfusion eingesetzt. Tatsächlich erwies sich diese Methode aufgrund experimenteller Untersuchungen als sehr schädlich. Während wiederholter fünfminütiger Reperfusionen nach dreißigminütigen ischämischen Perioden konnten Engelmann et al. am Schweineherzen ein progredientes interstitielles und intrazelluläres Ödem nachweisen [39]. Diese Ödematisierung entwickelt sich vor allem subendokardial und führt zur Erhöhung des diastolischen intramyokardialen Gewebsdruckes [4, 134, 171], aus der eine Erhöhung des Koronarwiderstandes, eine Unterperfusion der Herzinnenschichten und subendokardiale Ischämie und Nekrose resultieren [39]. Brown et al. fanden im Experiment nach zehnminütigen Anoxiezeiten mit dreiminütigen Reperfusionen eine signifikante Abnahme der Kontraktilität um 22% und ein zunehmendes myokardiales Ödem [18]. Einen Vorteil der intermittierenden Koronarperfusion gegenüber einer kontinuierlichen Aortenabklemmung bis 60 Minuten in Normothermie konnten Levitsky et al. hinsichtlich Kontraktilität und Nukleotidmetabolismus beim Hundeherzen nicht nachweisen [106].

2. Der ischämische Herzstillstand

Normotherme Ischämie. Die Notwendigkeit eines stillstehenden Herzens und blutfreien Operationsfeldes während Eingriffen am offenen Herzen führte zur weit verbreiteten Anwendung des ischämischen Herzstillstandes. Allerdings werden diese Vorteile gegen einen schwerwiegenden Nachteil eingetauscht. Das Warmblüterherz kann O_2-Mangel nur begrenzte Zeit tolerieren. Aufgrund experimenteller und klinischer Untersuchungen kann die Ischämietoleranz des Herzens bei 37 °C mit 20 bis 30 Minuten angegeben werden [24, 77, 144, 153, 171]. Überschreitung dieser Zeitgrenze führt zu progredienter ischämischer Schädigung, die die Myokardfunktion beeinträchtigt und schließlich zum irreversiblen Herzversagen führt. Die normal funktionierende Herzmuskelzelle muß Energie für die elektrophysiologischen „Zündungsprozesse" an der Zellmembran, das kontraktile System, die Inaktivierung der Kalziumionen im sarkoplasmatischen Retikulum sowie den Basisstoffwechsel bereitstellen [16]. Diese Energie wird aus den aeroben Substratabbau- und Phosphorylierungsprozessen in den Mitochondrien geliefert, deren Effektivität sehr hoch ist. Aus 1 Mol Glukose werden dabei 36 Mol ATP gewonnen.

Nach Aortenabklemmung ist die minimale Myokard-O_2-Reserve nach wenigen Herzschlägen aufgebraucht [99]. Die oxydative Phosphorylierung bricht zusammen [99, 105, 150, 180]. Es tritt ein Rückstau von Pyruvat ein, der die Pyruvat-Laktat-Reaktion in Richtung Laktat verschiebt [91], so daß es zur intrazellulären Laktat-Anhäufung kommt. Gleichzeitig wird der Abbau von Glykogen durch Aktivierung der Phosphorylase b zu a eingeleitet, die die Phosphorylierung der Glykosyleinheiten des Glykogens katalysiert [180, 181]. Die Phosphofruktokinase, die die Phosphorylierung von Fruktose-6-phosphat zu Fruktose-1,6-diphosphat katalysiert, wird durch Anhäufung von ADP und AMP aktiviert und beschleunigt damit die Glykolyse und den Laktatanstau [133, 139]. Der Laktatanstieg spiegelt damit die Energiebereitstellung über die Phosphofruktokinasereaktion wider. Sie ist umso intensiver, je höher der Energiebedarf bei raschem Zerfall von ATP zu ADP und AMP ist [16, 100]. Aus der Glykolyse werden jedoch nur 2 Mol ATP pro Mol Glukose freigesetzt — ein Betrag, der den Energiebedarf der Zelle nicht decken kann. Zudem führt der Laktatanstieg zur intrazellulären Azidose, die die Phosphofruktokinase hemmt, so daß der Nachschub an Fruktose-1,6-diphosphat schließlich sistiert [105, 110]. Damit wird die Phosphofruktokinase-Reaktion, die den wesentlichen Schritt zum anaeroben Abbau der Glukose darstellt, zum begrenzenden Faktor der ATP-Produktion aus der Glykolyse. Zwar wird aus Kreatinphosphat während der ersten Minuten nach Anoxiebeginn ADP zu ATP resynthetisiert [98, 150, 180], sobald aber dieses Energiereservoir erschöpft ist, nimmt auch der ATP-Gehalt kontinuierlich ab. Dieser ATP-Abfall bedeutet letztlich ein zunehmendes Energiedefizit, das die myokardiale Ischämietoleranz limitiert.

Neben dem kontraktilen System kommen auch die aktiven energieabhängigen Prozesse in der Zellmembran zum Erliegen, die die „Na-K-Pumpe" unterhalten. Es resultiert eine Verschiebung der intra- und extrazellulären Ionen [81, 132, 160]. Entsprechend deren Konzentrationsgefälle treten K^+- und Mg^{++}-Ionen aus, Na^+- und Ca^{++}-Ionen gelangen in die Zelle. Gleichzeitig entwickelt sich ein intrazelluläres Ödem [39, 40, 137, 138]. Die zunehmende Azidose führt anfangs zur Verdrängung von Ca^{++}-Ionen von Troponin, so daß der Troponin-Tropomyosin-Komplex seine kontraktionshemmende Wirkung beibehält und Acto-Myosin im relaxierten Zustand verbleibt [85]. Im weiteren Verlauf häufen sich jedoch Ca^{++}-Ionen, ihrem Konzentrationsgefälle folgend, in der Zelle an [160, 161] und aktivieren die Ca^{++}-abhängigen Myofibrillen-ATPase [46], so daß die Entspeicherung der ATP-Reserve beschleunigt wird [48]. Die kontraktilen Proteine Aktin und Myosin, die in Gegenwart hoher ATP-Konzentrationen dissoziiert sind, d.h. sich im relaxierten Zustand befinden, gehen mit Abnahme der myokardialen ATP-Konzentration eine starke Bindung ein [84, 85], die sich bei Eingriffen am offenen Herzen als ischämische Kontraktur oder „stone heart" manifestiert [31].

Diese ischämischen Stoffwechselstörungen können nach Bretschneider et al. [16] und Spieckermann [168] funktionellen Korrelaten zugeordnet werden:
Die Phase der ungestörten Funktion entspricht der noch aeroben Energiebereitstellung aus der intramyokardialen Sauerstoffreserve. Dieses störungsfreie Intervall ist nach etwa 30 Sekunden beendet, wenn der myokardiale O_2-Druck unter 5 mm Hg fällt. Danach kommen die oxydative Phosphorylierung in den Mitochondrien und der ATP-Nachschub zum Stehen. Im Zytoplasma setzt die im Hinblick auf die ATP-Produktion ineffektive Glykolyse mit Anstieg des Laktatgehaltes ein. Da nur ATP für die kontraktile Funktion des Myokards utilisiert werden kann, versucht die Herzmuskelzelle über die Lohmann-Reaktion aus Kreatinphosphatre-

serven das wachsende ATP-Defizit auszugleichen. Mit Abnahme des Kreatin-Phosphatspiegels werden die Kontraktionen schwächer, nach einer Minute ist der Kreatin-Phosphat-Zerfall praktisch beendet. Die bis zum Abfall des Kreatin-Phosphats auf 3 μ-Mol/g bzw. 50% des Ausgangswertes verstrichene Zeit wird als t-Pkr bezeichnet und charakterisiert die Überlebenszeit.

Nach Überschreiten dieser Zeitspanne setzt die Phase der noch reversibel aufgehobenen Funktion ein, während der der Hauptteil des ATP zerfällt. Mit dem Ende dieser Zeitspanne ist die Grenze der Wiederbelebungszeit erreicht, das Herz läßt sich infolge der Struktur- und Stoffwechselschäden nicht mehr beleben. Das Intervall bis zur Irreversibilität der Myokardschädigung kann am Hundeherzen mit der Zeitspanne korreliert werden, die bis zum Erreichen eines ATP-Gehaltes von 1 bis 2 μ Mol ATP/g vergeht. Von der Funktion her ist sie nur retrospektiv aus dem Wiedergewinn oder dem endgültigen Verlust der Myokardfunktion nach theoretisch unendlich langer Erholungszeit zu beurteilen. Diese theoretische Grenze der vom Herzen tolerierten Ischämiezeit ist für die Klinik nicht anwendbar. Für chirurgische Bedürfnisse ist die „praktische Wiederbelebungszeit" anzusehen, die eine Erholungszeit von 1/2 Stunde akzeptiert, und nach der das Myokard normale Funktion übernommen haben sollte. Diese „praktische Wiederbelebungszeit" ist dann abgelaufen, wenn der ATP-Gehalt des Myokards auf 60 bis 70% des Ausgangswertes abgefallen ist [16, 45, 51, 168].

Hypotherme Ischämie. Die Geschwindigkeit biologischer Prozesse kann durch Änderung der Temperatur beeinflußt werden [2, 66]. Die Senkung der Myokardtemperatur um 10 °C verdoppelt die Ischämietoleranz des normalen nicht hypertrophierten Herzens [2, 14]. Die lokale Hypothermie in Form einer Umschichtung des Herzens mit Eis oder Übergießen mit Eiswasser hat daher breite Anwendung in der Klinik gefunden [55, 56, 64, 101, 146, 148, 162]. Allerdings ist mit dieser Methode keine homogene Abkühlung des Myokards zu erzielen. Von epi- zu endokardial können erhebliche Temperaturgradienten nachgewiesen werden, die besonders bei Hypertrophie des linken Ventrikels die subendokardialen Schichten gefährden [111, 167]. Weitere Nachteile stellen epi- und subepikardiale Muskelnekrosen sowie temporäre Phrenikusparesen dar, die als Folge einer lokalen Erfrierung nach Applikation von Eiswasser auftreten können [111, 117]. Die gleichmäßige und schnelle Abkühlung kann nur durch Organperfusion erzielt werden [157]. Allerdings geht bei 25 °C die Herzaktion in Kammerflimmern über. Zwar kann die Flimmerfrequenz durch weitere Temperatursenkung gesenkt werden, das Herz bleibt jedoch tonisiert [12, 16, 173], so daß der stoffwechselsenkende Effekt tiefer Temperaturen zu einem großen Teil wieder aufgehoben wird [15].

Der induzierte Herzstillstand. Die Induktion des Herzstillstandes durch kardioplegische Lösungen hat zum Ziel, auf pharmakologischem Wege die Auswirkungen der normothermen Ischämie während Eingriffen am offenen Herzen zu mildern.

Die entscheidenden Untersuchungen über die Möglichkeiten zur Verminderung des ischämischen Energiedefizites und Verlängerung der Ischämietoleranz verdanken wir Bretschneider, der 1964 die Anwendung einer kalziumfreien, natriumarmen und procainhaltigen Lösung publizierte [15]. Die ursprüngliche Bretschneider'sche Lösung, die nach Aortenabklemmung in die Aorta ascendens bis zum Erreichen einer Myokardtemperatur von 15 °C infundiert wird, enthielt 12 mval/l Na^+, 7 mval K^+, 2 mval Mg^{++}, 28 mval Cl^- und 0,2 g% Procain.

Inzwischen wurde diese Lösung mehrmals modifiziert. Der zugrundeliegende Wirkungsmechanismus blieb jedoch unverändert. Er läßt sich auf folgende Prinzipien zurückführen:

Durch Senkung des extrazellulären Na^+-Ionen-Gehaltes auf intrazelluläre Konzentrationen wird die Ausbildung des Spitzenpotentials verhindert. Gleichzeitig unterbleibt infolge des Ca^{++}-Ionen-Entzuges die intrazelluläre Aktivierung der Kontraktion [26, 46, 48, 151]. Procain bewirkt zusätzlich eine Stabilisierung der Zellmembran. Die damit erzielte mechanische Inaktivierung des Myokards führt zur Erhaltung der ATP-Reserven, die nach Bretschneider die praktische Wiederbelebungszeit bestimmen [15, 16]. Die myokardiale Wiederbelebungszeit kann beim Hund mit dieser Methode, allerdings unter zusätzlicher Abkühlung des Myokards auf 15 °C, auf das Zehnfache verlängert werden [96, 98, 142].

Aufgrund der günstigen tierexperimentellen Befunde wurde diese Form des kardioplegischen Herzstillstandes in die Klinik eingeführt [1, 141, 142, 143, 165].

Die Injektionskardioplegie nach Kirsch stellt ein weiteres kardioplegisches Verfahren dar, das in der Klinik breite Anwendung gefunden hat [72, 82, 83, 88, 128, 158]. Das dabei angewandte Kardioplegikum enthält Magnesium-1-Hydrogen-Aspartat 2,575 g%, Procain-HCl 0,3 g% und Sorbit 4,5 g%, und wird nach Aortenabklemmung in die Aorta ascendens injiziert, von wo es sich über die Koronararterien im Myokard verteilt.

Die experimentellen Grundlagen wurden von Hölscher erarbeitet [69, 70]. Er konnte am Kaninchenherzen elektronenoptisch nachweisen, daß nach 30minütiger Ischämie bei Anwendung von Mg^{++}-Ionen kombiniert mit Novocamid eine signifikant geringere Destruktion der Herzmuskelzellen auftrat als bei reiner Ischämie oder Kalium-induziertem Herzstillstand. In kardioplegischen Versuchen an Hunden erzielte Spieckermann mit Magnesium-Aspartat-Procain eine Verlängerung der praktischen Wiederbelebungszeit auf 30 bis 40 Minuten [168]. Das wirksame Prinzip dieser kardioplegischen Injektionslösung besteht wiederum hauptsächlich im Na^+- und Ca^{++}-Ionen-Entzug, sowie dem membranstabilisierenden Effekt des Novocamid. Zusätzlich wird den Mg^{++}-Ionen eine ATPasen-Hemmung zugeschrieben [35, 36, 87].

II. Fragestellung und Zielsetzung

Die geschilderten Methoden der Injektionskardioplegie nach Kirsch und der Infusionskardioplegie nach Bretschneider wurden bisher an gesunden, nicht vorgeschädigten Tierherzen untersucht und erprobt [35, 36, 69, 70, 90, 140, 142]. Patienten mit komplexen angeborenen Herzfehlern oder fortgeschrittenen Klappenvitien weisen jedoch meist eine Ventrikelhypertrophie mit unterschiedlich ausgeprägter Myokardfibrose auf. Bei einer derartigen Vorschädigung des Myokards infolge der Grunderkrankung selbst sowie der fortgeschrittenen hämodynamischen Störung kann die Ischämietoleranz des Myokards nicht sicher vorhergesagt werden [16, 108, 153]. Experimentelle und klinische Befunde sprechen dafür, daß besonders die konzentrische Ventrikelhypertrophie bei der Aortenstenose die myokardiale Ischämietoleranz einschränkt [79, 104, 127, 172]. Die im Experiment an gesunden Tieren erhobenen Befunde können daher nicht vorbehaltlos auf die Klinik übertragen werden. Konsequenterweise muß vielmehr die Frage erhoben werden, inwieweit die gebräuchlichen Methoden der Injektionskardioplegie nach Kirsch und die Infusionskardioplegie nach Bretschneider auch bei Hypertrophie des linken Ventrikels wirksam sind. Experimentelle Untersuchungen zu dieser Frage existieren bisher nicht. Bei der Betrachtung der Infusionskardioplegie nach Bretschneider sowie einiger anderer in jüngsten Veröffentlichungen empfohlener kardioplegischer Perfusate [11, 42, 121, 175] fällt auf, daß einerseits die Lösungen hinsichtlich chemischer Zusammensetzung erheblich differieren (Tabelle 1), andererseits jedoch durchwegs das Prinzip

Tabelle 1. Übersicht über die gebräuchlichen kardioplegischen Lösungen

Autor	Bretschneider [91]	Tyers et al. [175]	Fisk et al. [42]	Molino et al. [121]	Bleese et al. [11]	Kirsch [91]
Bestandteile	Na^+ 10 mval/l K^+ 10 mval/l Mg^{++} 2 mval/l Procain 7 mol/l Mannit 250 mmol/l	Ringerlaktat	Ringerlaktat $NaHCO_3$ 44 mval/l K^+40 mval/l	Glucose 5% K^+30 mval/l Mannit 1,25 g % THAM 2,2 ml	Hydroxyäthylstärke 6% Magnesiumaspartat 2 mM $CaCl_2$ 0,5 mM KCl 5 mM $NaHCO_3$ 25 mM Procain 4 mM Clukose 10 mM Mannit 200 mM Methylprednisolon 250 mg/l	Magnesiumaspartat 2,575 g % Procain-HCl 0,3 g % Sorbit 4,5 g %
Infusionsmenge	2000 ml	?	600 ml	1000 ml	Dauerperfusion	200−300 ml
Temp. d. Lösung	2,5°	4°	5°	4°	15−20°	4°
Myokardtemperatur	15°	15°	?	14°	20°	25°

der Hypothermie gemeinsam haben. Den protektiven Effekt schreiben die Autoren hauptsächlich den chemischen Bestandteilen der Perfusate zu. Da diesen kardioplegischen Lösungen trotz verschiedener chemischer Zusammensetzung eine gleichermaßen gute protektive Wirkung zugeschrieben wird, stellt sich uns die Frage, ob nicht die Abkühlung des Myokards auf Temperaturen um 15 °C den hauptsächlichen Myokardschutz darstellt.

Unsere tierexperimentellen Untersuchungen zielten daher auf folgende Fragen ab:

1. Sind die Injektionskardioplegie nach Kirsch und die Infusionskardioplegie nach Bretschneider auch bei Hypertrophie des linken Ventrikels wirksam?

2. Inwieweit ist der protektive Effekt der genannten Lösungen auf deren chemische Zusammensetzung oder auf die Hypothermie zurückzuführen?

Zur Klärung dieser Fragen wählten wir ein tierexperimentelles Modell, bei dem durch supravalvuläre Einengung der Aorta ascendens eine konzentrische Hypertrophie des linken Ventrikels erzeugt wird.

Die Beurteilung der Myokardfunktion nach anoxischem Herzstillstand anhand der „Kontraktilitätsindices" dp/dt_{max} (maximale Anstiegsgeschwindigkeit des intraventrikulären Druckes) und V_{max} (maximale Kontraktionsgeschwindigkeit unter der Belastung 0) ist problematisch [80, 92]. Bei kritischer Prüfung stehen diese Größen in Abhängigkeit von der diastolischen Kammerfüllung, dem enddiastolischen Aortendruck und dem Koronarperfusionsdruck. Gerade diese Parameter sind es aber, von denen das myokardiale Verhalten nach Eingriffen am offenen Herzen bestimmt wird. Ein von diesen Variablen unabhängiger „Index" zur Definition der Kontraktilität existiert nicht.

Die nach Eintritt der Anoxie auftretenden funktionellen Störungen des Herzens können charakteristischen Änderungen des ATP-Gehaltes zugeordnet werden [15, 16, 47, 76, 98, 168]. Bei einem Abfall des ATP-Gehaltes unter 60 bis 70% des Ausgangswertes ist mit der Wiederaufnahme einer normalen Myokardfunktion nicht zu rechnen [15, 16, 75, 168]. Gleichlaufend mit diesem Energiedefizit kommt es zum Laktat-Anstieg, der umso intensiver ist, je größer der Energiebedarf während der Ischämie ist. Eine ideale kardioplegische Methode sollte zur Verlängerung der myokardialen Ischämietoleranz den Energiebedarf, der sich im Laktat-Gehalt widerspiegelt, und das Energiedefizit, das sich im ATP-Abfall niederschlägt, möglichst niedrig halten.

Es erschien uns daher sinnvoll, die genannten kardioplegischen Verfahren nach Kirsch und Bretschneider auf dem Boden des Verhaltens von ATP, Laktat, Glukose, Glukose-6-phosphat, Fruktose-6-phosphat, Fruktose-1,6-diphosphat, Dihydroxyacetonphosphat und Pyruvat im hypertrophierten Myokard zu beurteilen.

III. Material und Methoden

1. Versuchstiere

Die Versuche wurden an Göttinger Zwergschweinen durchgeführt. Sie wurden 1976 vom Institut für Tierzucht und Haustiergenetik der Universität Göttingen bezogen und seither in der Schweinemastanstalt der Universität Tübingen gezüchtet.

2. Erzeugung einer druckinduzierten Hypertrophie des linken Ventrikels

2.1. Prämedikation und Narkose

97 Göttinger Zwergschweine beiderlei Geschlechts wurden im Alter von 11 ± 1,6 Wochen und bei einem Körpergewicht von 10,3 ± 3,2 kg für den Transport von der Zuchtanstalt zum Tier-Operationssaal mit 0,5 ml/kg Körpergewicht Stressnil und 0,5 mg Atropin prämediziert.

Die Narkoseeinleitung erfolgte durch Maskenbeatmung mit einem O_2-N_2O-Gemisch im Verhältnis 1:3 unter Zuspeisung von 3 bis 4% Halothan. Nach Narkoseeintritt erfolgte die endotracheale Intubation und Beatmung mit dem Bennett-Respirator bei einem O_2-N_2O-Gemisch von 1:3 sowie Zuspeisung von 1,5% Halothan.

2.2. Operative Technik der Bandage der Aorta ascendens

Die Eingriffe erfolgten streng aseptisch. Nach Rasur der Thoraxvorderwand wurde das Operationsfeld mit Merfen desinfiziert und abgedeckt.

In Rückenlage wurde eine obere mediane Sternotomie vorgenommen. Das Thymusgewebe wurde nach kranial abgeschoben. Der Herzbeutel wurde soweit eröffnet, daß Aorta ascendens und Arteria pulmonalis ungehindert eingestellt werden konnten. Das zwischen Aorta und Arteria pulmonalis gelegene Bindegewebe wurde vorsichtig disseziert. Mit Hilfe einer Overholt-Klemme wurde ein 8 mm breites Mersileneband um die Aorta ascendens gelegt. Das Band wurde soweit eingeengt, daß es straff um die Aorta ascendens zu liegen kam und ein leichtes Schwirren distal des Bandes erzeugte. Durch Druckmessungen wurde ein Gradient von maximal 5 mm Hg nachgewiesen. Die Lage des Bandes wurde mit mehreren 4-0-Ethiflex-Nähten gesichert. Das Perikard wurde locker verschlossen. Nach Drahtung des Sternums erfolgte schichtweiser Wundverschluß mit nichtresorbierbarem Nahtmaterial. Ein zuweilen aufgetretener Pneumothorax wurde unmittelbar nach Thoraxverschluß unter Lungenblähung abgesaugt.

2 Stunden nach diesem Eingriff wurden die Versuchstiere in die Zuchtanstalt zurücktransportiert und 12 Stunden später normal ernährt.

2.3. Objektivierung der Ventrikelhypertrophie

Zum Zeitpunkt der kardioplegischen Versuche 12 Wochen nach dem Ersteingriff wurde die Ventrikelhypertrophie durch folgende Untersuchungen und Messungen objektiviert:

Messung des systolischen Druckgradienten an der supravalvulären Aortenstenose und des enddiastolischen Druckes des linken Ventrikels. Die Druckregistrierungen erfolgten in Narkose am geöffneten Thorax (zur Operationstechnik siehe bei den kardioplegischen Versuchen). Als Druckaufnehmer wurde ein Statham-

Element verwendet, das mit einem durch die Ventrikelspitze eingeführten Polyäthylenkatheter verbunden war. Der Druckgradient an der Aorta ascendens wurde durch Aufzeichnung einer Rückzugskurve von der Aorta ascendens in den linken Ventrikel gemessen. Sämtliche Druckregistrierungen erfolgten mit einer Hellige-Meß- und Registriereinheit.

Messung des linksventrikulären Gewichtsindex. Nach kardioplegischer Stillegung und Exzision des Herzens wurden die Gefäße und beide Vorhöfe abpräpariert. Der rechte Ventrikel wurde ohne Ventrikelseptum reseziert. Gewogen wurden der linke Ventrikel einschließlich Ventrikelseptum und die rechte Ventrikelwand. Der linksventrikuläre Gewichtsindex (LVGI) wurde nach folgender Formel errechnet:

$$\text{LVGI} = \frac{\text{linker Ventrikel g}}{10 \text{ kg Körpergewicht}} \, .$$

Der LVGI wurde bei den gesunden und voroperierten Versuchstieren gemessen. Außerdem wurde das Gewichtsverhältnis (G) zwischen linkem und rechtem Ventrikel bestimmt.

$$G = \frac{\text{linker Ventrikel g}}{\text{rechter Ventrikel g}} \, .$$

Messung des Quotienten aus diastolischem und systolischem Druckzeitindex. Der systolische (TTI) und diastolische (DPTI) Druck-Zeit-Index wurden aus den in infrastenotischer, supravalvulärer Position gemessenen Druckkurven nach folgender Formel errechnet:

$$\frac{\text{DPTI}}{\text{TTI}} = \frac{(\overline{P}_{\text{diast.}} - \text{LVEDP}) \times t_d}{\overline{P}_{\text{syst.}} \times t_s} \, .$$

TTI	= systolischer Druck-Zeit-Index
DPTI	= diastolischer Druck-Zeit-Index
$\overline{P}_{\text{syst.}}$	= systolischer Mitteldruck
$\overline{P}_{\text{diast.}}$	= diastolischer Mitteldruck
LVEDP	= enddiastolischer Ventrikeldruck
t_s	= Systolendauer
t_d	= Diastolendauer

3. Kardioplegika

Cardioplegin. Das von der Firma Dr. Franz-Köhler-Chemie KG, Altbach/Bergstraße vertriebene kardioplegische Medikament Cardioplegin enthält Mono-Magnesium-1-Hydrogen-Asparaginat 2,575 g/100 ml, Procain-HCl 0,3 g/100 ml und Sorbit 4,5 g/100 ml.

Kardioplegische Lösung LK 352 nach Bretschneider. Die von der Firma Dr. Franz-Köhler-Chemie KG vertriebene kardioplegische Lösung LK 352 enthält:
1,861 g Natrium-DL-Aspartat/Liter
1,532 g Kalium-DL-Aspartat/Liter
0,361 g Magnesium-DL-Aspartat/Liter
   50 g Sorbit/Liter.

4. Kardioplegische Versuche am normalen und hypertrophierten Ventrikel des Zwergschweines

Die kardioplegischen Versuche wurden an Versuchstieren nach Induktion der Widerstandshypertrophie und zur Kontrolle an gesunden, nicht voroperierten Versuchstieren entsprechenden Alters und Gewichtes vorgenommen.

4.1. Einteilung der Versuchsgruppen

Entsprechend der Methode des Herzstillstandes wurden die Versuchstiere in Gruppen unterteilt. Die Gruppierung ist in Tabelle 2 ebenso wie die Anzahl der Versuchstiere dargestellt.

Tabelle 2. Gruppierung der Versuchstiere

Herzstillstand	normale Herzen (n)	hypertrophierte Herzen (n)
37°	6	9
37° + MAP[a]	8	10
25°	7	7
25° + MAP[a]	7	8
LK 352, 37°		6
LK 352, 15°		6
total	28	46

[a] Magnesium-Aspartat-Procain

4.2. Narkose

Die Narkose wurde durch die Maskenbeatmung mit einem O_2-N_2O-Gemisch im Verhältnis 1:3 unter Zuspeisung von 3 bis 4% Halothan eingeleitet. Nach Narkoseeintritt erfolgte die Tracheotomie von einem queren Halsschnitt oberhalb des Jugulums aus und Beatmung mit dem Bennett-Respirator bei einem O_2-N_2O-Gemisch von 1:3 und Zuspeisung von 1% Halothan. Diese Narkosetechnik einschließlich der Tracheotomie war bei allen kardioplegischen Versuchen identisch.

4.3. Kardioplegische Versuche in Normothermie

Operative Technik. In Rückenlage wurde die mediane Sternotomie vorgenommen. Obere und untere Hohlvene wurden außerhalb des Perikards dargestellt. Die Aorta ascendens und der Truncus brachiocephalicus wurden präpariert und angeschlungen. Der Herzbeutel wurde eröffnet und die Verwachsungen wurden soweit gelöst, daß der linke Vorhof und die linke Ventrikelvorderwand dargestellt werden konnten.
Es folgten dann die Druckmessungen im linken Ventrikel und der Aorta ascendens.

Induktion des Herzstillstandes in Normothermie. Der rein ischämische Herzstillstand wurde durch Exzision des Herzens erzielt.
Bei den rein normothermen kardioplegischen Versuchen mit Magnesium-Aspartat-Procain wurden die obere und untere Hohlvene sowie die Aorta ascendens abgeklemmt. 50 ml Magnesium-Aspartat-Procain wurden direkt in die Aortenwurzel injiziert, wobei zur gleichen Zeit der rechte Vorhof zur Entlastung eröffnet wurde. Dann wurde die erste Myokardprobe von der Ventrikelspitze reseziert. Anschließend erfolgte die Exzision des Herzens. Die Vorhöfe, Aorta ascendens, Arteria pulmonalis und die rechte Ventrikel-

wand wurden reseziert. Die erste Myokardprobe, der verbliebene linke Ventrikel und die rechte Ventrikelwand wurden gewogen. Anschließend wurde der linke Ventrikel bei 37 °C im Wasserbad inkubiert.

4.4. Kardioplegische Versuche in Hypothermie (25 °C)

Operative Technik. Nach Tracheotomie erfolgten die mediane Sternotomie und die Eröffnung des Media-
stinums. Die Arteria carotis dextra sowie die Vena subclavia dextra und die Vena anonyma wurden dargestellt und angeschlungen. Nach Injektion von 3 mg Heparin/kg Körpergewicht wurden die rechte Arteria
carotis sowie die Vena anonyma und die rechte Vena subclavia kanüliert. Einer der beiden Venenkatheter
wurde dabei bis in die untere Hohlvene vorgeschoben.

Die extrakorporale Zirkulation entsprach der von Swan et al. angegebenen Technik [169, 170]. Die
Herz-Lungen-Maschine wurde mit einem Optiflo-Bubble-Oxygenator (Firma Cobe Laboratories) bestückt.
Die Füllung des Oxygenators erfolgte mit einem Liter heparinisierten Frischblut eines zuvor exsanguinier-
ten Zwergschweines, 500 ml Ringer-Laktat und 500 ml Macrodex. Während der Perfusion wurde ein Flow
von 80 bis 100 ml/kg Körpergewicht aufrechterhalten. Über einen in die extrakorporale Zirkulation zwi-
schengeschalteten Wärmeaustauscher wurden die Versuchstiere auf eine myokardiale Temperatur von 25 °C
abgekühlt. Die Temperaturregistrierung erfolgte kontinuierlich mit einer in das Myokard eingestochenen
Meßsonde (Thermistor Needle) der Firma Yellow Springs Instruments Corporation, Yellow Springs, Ohio.

Induktion des Herzstillstandes in Hypothermie (25 °C). Bei Erreichen einer myokardialen Temperatur von
25 °C wurde bei den rein hypothermen Versuchen das Herz entnommen, der linke Ventrikel präpariert
und bei 25 °C im Wasserbad inkubiert.

Bei den hypothermen Versuchen in Kombination mit Magnesium-Aspartat-Procain wurden bei 25 °C
die Hohlvenen und die Aorta ascendens abgeklemmt. Der rechte Vorhof wurde eröffnet. 50 ml gekühltes
Cardioplegin (4 °C) wurden in die Aortenwurzel injiziert. Dann wurde das Herz entnommen und der linke
Ventrikel bei 25 °C im Wasserbad inkubiert.

4.5. Kardioplegische Versuche mit der Lösung LK 352 bei 37° und 15 °C

Operative Technik. Nach Tracheotomie und medianer Sternotomie wurden Aorta ascendens, die obere
und untere Hohlvene und der linke Vorhof freigelegt. Nach den Druckmessungen wurde in den Truncus
brachiocephalicus eine 3 mm weite Perfusionskanüle eingeführt.

Induktion des Herzstillstandes. Die Hohlvenen und der Aortenbogen wurden abgeklemmt und der rechte
Vorhof eröffnet. Über die in die Aorta ascendens eingeführte Perfusionskanüle wurden unter einem Druck
von 120 cm Wassersäule 1000 ml des Kardioplegikums LK 352 in die Aortenwurzel infundiert und über
den rechten Vorhof abgesaugt. Zuvor war die Lösung für die normothermen Versuche auf 37 °C im Wasserbad erwärmt und für die hypothermen Versuche auf 4 °C abgekühlt worden.

Die hypotherme Infusionskardioplegie wurde nach Erreichen einer Myokardtemperatur von 15 °C
beendet. Dann wurde das Herz entnommen und der linke Ventrikel bei 37 °C nach normothermer Infusionskardioplegie und bei 15 °C nach hypothermer Infusionskardioplegie im Wasserbad inkubiert.

5. Untersuchungen über das Verhalten des ATP- und Laktat-Gehaltes im Papillarmuskel des Menschen

5.1. ATP- und Laktat-Gehalt im menschlichen Papillarmuskel während der hypothermen Injektionskardioplegie mit Magnesium-Aspartat-Procain

Krankengut. Diese Untersuchungsgruppe emfaßte 12 Patienten mit einem Durchschnittsalter von 44 ± 10 Jahren. Alle Patienten wurden wegen eines Doppelklappenvitiums oder eines kombinierten Mitralvitiums mit überwiegender Insuffizienz operiert. 6 Patienten befanden sich im klinischen Stadium III und 6 Patienten im Stadium IV der New York Heart Association. Herzindex und enddiastolischer Druck des linken Ventrikels sind Tabelle 3 zu entnehmen:

Tabelle 3. Klinische und Herzkatheter-Befunde der Patienten, bei denen der resezierte Papillarmuskel auf ATP und Laktat untersucht wurde

Kardioplegische Methode	Körperhypothermie 25 °C Magnesium-Aspartat-Procain n = 12	Körperhypothermie 30 °C Infusionskardioplegie LK 352 n = 12
Alter	44 ± 10 J.	47 ± 10 J.
Stadium III	6	9
Stadium IV	6	3
Herzindex	2,0 ± 0,3	2,4 ± 0,5 l/min/m²
LVEDP	14 ± 7	13 ± 6 mm Hg

Operative Technik. Der Aorten/Mitralklappenersatz erfolgte während extrakorporaler Zirkulation bei einer über einen Wärmeaustauscher induzierten Ösophagustemperatur von 25 °C. Der Herzstillstand wurde durch Injektion von gekühltem Magnesium-Aspartat-Procain (4 °C, 250 ml) in die Aortenwurzel oder direkt in die Koronarostien eingeleitet. Die Myokardtemperatur wurde simultan mit einer in den linken Ventrikel eingestochenen Thermistor-Nadel (Yellow Springs Instruments Corporation) gemessen und betrug zum Zeitpunkt der Aortenabklemmung 25 °C. Nach Exzision der Mitralklappe wurden die Papillarmuskeln reseziert. Die erste Myokardprobe wurde in flüssigem Stickstoff eingefroren. Das verbleibende Gewebe wurde bei 25 °C inkubiert und nach 60 Minuten (n = 9) und 75 Minuten (n = 3) in flüssigen Stickstoff eingelegt.

5.2. ATP- und Laktat-Gehalt im menschlichen Papillarmuskel während der hypothermen Infusionskardioplegie mit LK 352

Krankengut. Diese Untersuchungsgruppe umfaßte 12 Patienten mit einem Durchschnittsalter von 47 ± 10 Jahren. Bei 5 Patienten handelte es sich um eine Mitralinsuffizienz, bei 5 Patienten um ein kombiniertes Mitralvitium und bei 2 Patienten um ein Doppelklappenvitium. 9 Patienten befanden sich im Stadium III und 3 Patienten im Stadium IV der New York Heart Association. Die wichtigsten Katheterbefunde sind Tabelle 3 zu entnehmen.

Operative Technik. Der Klappenersatz erfolgte während extrakorporaler Zirkulation bei einer Ösophagustemperatur von 28 bis 30 °C. Nach Abklemmung der Aorta ascendens wurden durchschnittlich 1900 ml der eisgekühlten kardioplegischen Lösung LK 352 unter einem hydrostatischen Druck von 150 cm Wassersäule in die Aortenwurzel oder direkt in die Koronarostien infundiert. Die Pulmonalarterie wurde abgeklemmt und die kardioplegische Lösung über den rechten Vorhof abgesaugt und verworfen. Um bereits während der ersten Sekunden nach Aortenabklemmung ein schlaffes Herz zu erzielen, injizierten wir gleichzeitig 100 ml gekühltes Magnesium-Aspartat-Procain. Die Myokardtemperatur wurde kontinuierlich mit einer in den linken Ventrikel eingestochenen Thermosonde (Yellow Springs Instruments Corporation) gemessen. Nach Abfall der Myokardtemperatur auf 20 °C wurde die kardioplegische Infusion abgebrochen.

Es folgte dann der intrakardiale Eingriff mit Resektion der Mitralklappe und der Papillarmuskeln. Die erste Myokardprobe konnte daher erst 10 Minuten nach Aortenabklemmung in flüssigen Stickstoff gebracht werden. Die zweite Myokardprobe wurde bei 20 °C inkubiert und nach 60 Minuten (n = 6) bzw. 90 Minuten (n = 6) zur weiteren Verarbeitung in flüssigen Stickstoff eingebracht.

Die Aufarbeitung der Myokardproben zur Bestimmung von ATP und Laktat geschah mit den gleichen Methoden, die bei den Versuchstieren angewandt worden waren.

6. Bestimmung des ATP-Gehaltes und der Glykolyse-Metabolite im Myokard

Von den inkubierten linken Ventrikeln der Zwergschweine wurden in 20minütigen Abständen bis 80 Minuten nach Induktion des Herzstillstandes etwa 5 bis 8 g schwere Myokardproben entnommen. Die Gewebsproben wurden nach der Gefrierstopmethode in mit flüssiger Luft gefüllte Dewargefäße eingebracht.

Unter flüssiger Luft wurden die Proben in der Reibschale homogenisiert und das Trockengewicht ermittelt.

6.1. Bestimmung des ATP-Gehaltes im Myokard [23]

Testprinzip:

$$\text{Glycerat-3-P} + \text{ATP} \xrightarrow{\text{PGK}} \text{Glycerat-1, 3-P}_2 + \text{ADP},$$
$$\text{Glycerat-1,3-P}_2 + \text{NADH} + \text{H}^+ \xrightarrow{\text{GAPDH}} \text{GAP} + \text{Pi} + \text{NAD}^+,$$
$$\text{GAP} \xrightarrow{\text{TIM}} \text{DAP},$$
$$\text{DAP} + \text{NADH} + \text{H}^+ \xrightarrow{\text{GDH}} \text{Glycerin-1-P} + \text{NAD}^+.$$

Reagenzien:
1. Puffer/Glycerat-3P
   Triäthanolamin-Puffer   0,5 mol/l; pH 7,6
   $MgSO_4$ 4 mmol/l
   Glycerat-3-phosphat   6 mmol/l.
2. NADH   2,5 mmol/l.
3. GAPDH/PGK   = 560 U/ml; = 450 U/ml
   GDH/TIM   = 80 U/ml; = 1000 U/ml.

Probenvorbereitung:
1g des feinpulverisierten Gewebes wurde in 4 ml 0,6 N-Perchlorsäure gemischt, 10 Minuten bei 20 bis 25 ° stehen gelassen und 10 Minuten bei ca. 5300 U/min zentrifugiert. Der Überstand wurde sofort abgegossen.

Bestimmungsansatz:
Wellenlänge: Hg 365 nm
Küvette: 1 cm Schichtdicke
Inkubationstemperatur: 20 bis 25 °C
Messung gegen Luft (Extinktionsabnahme).
2 ml der Lösung 1, 0,2 ml der Lösung 2 und 0,2 ml des Überstandes werden nach Enteiweißung in eine Küvette pipettiert, mit einem Plastikspatel gemischt und die Extinktion E_1 gemessen. Dann werden 0,02

ml der Suspension 3 eingemischt, der Stillstand der Reaktion abgewartet (ca. 10 min) und die Extinktion E_2 gemessen.

$$E_1 - E_2 = \Delta E.$$

Berechnung:
Die Konzentration c des ATP wurde berechnet nach:

$$c\ (\mu mol/g) = 8627 \times \Delta E.$$

6.2. Bestimmung des Laktat-Gehaltes im Myokard [59]

Testprinzip:

$$\text{L-Laktat} + NAD^+ \xrightarrow{\text{LDH}} \text{Pyruvat} + NADH + H^+.$$

Reagenzien:
1. Puffer/Hydrazin

Glycerinpuffer	0,5 mol/l; pH 9,0
Hydrazin	0,4 mol/l.

2. NAD   27 mmol/l.
3. LDH   = 650 U/ml.

Probenvorbereitung:
1 g des feinpulverisierten Gewebes wurde in 2 ml 0,6 N-Perchlorsäure gemischt und 10 Minuten bei 3000 U/min zentrifugiert. Der Überstand wurde in ein Reagenzglas abgegossen.

Bestimmungsansatz:
Wellenlänge: Hg 365 nm, 340 nm oder Hg 334 nm
Küvette: 1 cm Schichtdicke
Inkubationstemperatur: 25 °C
Messung gegen Reagenzien-Leerwert (Extinktionszunahme).
Für den Reagenzien-Leerwert werden in ein Reagenzglas 2 ml Lösung 1, 0,2 ml Perchlorsäure (0,6 N), 0,2 ml Lösung 2 und 0,02 ml Suspension 3 pipettiert. Für die Probe werden in ein Reagenzglas 2 ml Lösung 1, 0,2 ml Überstand, 0,2 ml Lösung 2 und 0,02 ml Suspension 3 pipettiert, gemischt und genau eine Stunde bei 25 °C im Wasserbad inkubiert. Anschließend werden die Probe sowie der Reagenzien-Leerwert jeweils in eine Küvette gegossen und die Extinktion der Probe gegen den Reagenzien-Leerwert ($= \Delta E$) gemessen.

Berechnung:
Die Konzentration (c) von L-Laktat wurde berechnet nach:

$$c\ (mmol/kg) = 10,1 \times \Delta E.$$

6.3. Bestimmung des Glukose-Gehaltes im Myokard [179]

Testprinzip:

$$\text{Glukose} + O_2 + H_2O \xrightarrow{\text{GOD}} \text{Gluconat} + H_2O_2,$$
$$H_2O_2 + \text{ABTS} \xrightarrow{\text{POD}} \text{Farbstoff} + H_2O.$$

Reagenzien:
1. Standard
   Glukose   9,1 mg/100 ml.
2. Puffer/Enzyme/Chromogen
   Phosphat-Puffer   100 mmol/l; pH 7,0
   POD   = 0,8 U/ml
   GOD   = 10 U/ml
   ABTS   1,0 mg/ml.

Probenvorbereitung:
1 g des feinpulverisierten Gewebes wurde in 5 ml 0,33 N-Perchlorsäure gemischt und zentrifugiert. 0,1 ml des Überstandes wurde zur Bestimmung eingesetzt.

Bestimmungsansatz:
Wellenlänge: Hg 436 nm
             Hg 578 nm
Spektralphometer: 610 nm
Küvette: 1 cm Schichtdicke
Inkubationstemperatur: 20–25 °C
Messung gegen Leerwert.
Für den Leerwert werden 0,1 ml dest. Wasser und 5 ml der Lösung 2 in ein Reagenzglas pipettiert und gemischt. Für den Standardwert werden 0,1 ml der Lösung 1 und 5 ml der Lösung 2 in ein Reagenzglas pipettiert und gemischt. Für die Probe werden 0,1 ml des Überstandes nach Enteiweißung und 5 ml der Lösung 2 pipettiert und gemischt. Die Reagenzgläser werden jeweils bei 20 bis 25 °C inkubiert. Nach 25 bis 50 min erfolgt die Messung der Extinktion der Probe (E_{Probe}) und Extinktion des Standards ($E_{Standard}$) gegen Leerwert.

Berechnung:
Die Konzentration (c) der Glukose wurde berechnet nach

$$c = 5,55 \times \frac{E_{Probe}}{E_{Standard}} \quad (mmol/kg).$$

6.4. Bestimmung des Pyruvat-Gehaltes im Myokard [33]

Testprinzip:

$$Pyruvat + NADH + H \xrightarrow{LDH} L\text{-Laktat} + NAD.$$

Reagenzien:
1. Puffer
   Trikaliumphosphat   0,7 mol/l.
2. NADH   2,5 mmol/l.
3. LDH   = 900 U/ml.

Probenvorbereitung:
1,5 g des feinpulverisierten Gewebes wurde in 3 ml 1,0-N-Perchlorsäure gemischt, 10 min bei 3000 U/min zentrifugiert und in ein Reagenzglas pipettiert. 4 ml des Überstandes wurden mit 2 ml Lösung 1 gemischt, ca. 15 min im Eisbad stehen gelassen und dann durch ein kleines Faltenfilter filtriert.

Bestimmungsansatz:
Wellenlänge: Hg 365 nm, 340 nm oder Hg 334 nm
Küvette: 1 cm Schichtdicke
Inkubationstemperatur: 25 °C
Messung gegen Luft (Extinktionsabnahme).

2 ml des Filtrates und 0,2 ml der Lösung 2 werden in eine Küvette pipettiert, mit dem Plastikspatel gemischt und die Extinktion E_1 gemessen. Dann werden 0,02 ml Suspension 3 zugemischt, der Stillstand der Reaktion abgewartet und die Extinktion E_2 gemessen.

$$E_1 - E_2 = \Delta E.$$

Berechnung:
Die Konzentration (c) von Pyruvat wurde berechnet nach:

$$c\,(\mu mol/k) = 905 \times \Delta E.$$

6.5. Bestimmung des D-Fruktose-1,6-diphosphat und Dihydroxyacetonphosphat-Gehaltes im Myokard [120]

Testprinzip:

$$F\text{-}1,6\text{-}P_2 \xrightarrow{\text{Aldolase}} DAP + GAP, \quad (1)$$
$$GAP \xrightarrow{\text{TIM}} DAP, \quad (2)$$
$$DAP + NADH + H^+ \xrightarrow{\text{GDH}} L\text{-}(-)\text{-Glycerin-3-P} + NAD^+. \quad (3)$$

Reagenzien:
1. Kaliumkarbonat, K_2CO_3, p. a.
2. Perchlorsäure, p. a.; Dichte $= 1,67$; ca. 70% (w/w)
3. Triäthanolamin-hydrochlorid
4. Natronlauge, p. a., 2 N
5. Äthylendiamin-tetraacetat, EDTA
   als Dinatriumsalz $EDTA\text{-}Na_2H_2 \cdot 2\,H_2O$
6. Kaliumdichromat, $K_2Cr_2O_7$, p. a.
7. Reduziertes Nikotinamid-adenin-dinucleotid, NADH als Natriumsalz, $NADH\text{-}Na_2$, Boehringer Mannheim
8. Glycerin-3-phosphat-Dehydrogenase, GDH aus Skelettmuskel kristallisiert, Suspension in 3,2 M Ammoniumsulfat-Lösung, $= 40$ U/mg (25 °C);
   für die Bestimmung von $F\text{-}1,6\text{-}P_2$ und GAP zusätzlich:
9. Triosephosphat-Isomerase, TIM aus Skelettmuskel kristallisiert, Suspension in 3,2 M Ammoniumsulfat-Lösung, $= 5000$ U/mg (25 °C).

Probenvorbereitung:
1 g des feinpulverisierten Gewebes wurde mit 5 ml 1,0-N-Perchlorsäure gemischt und bei 3000 U/min zentrifugiert. Das Sediment wurde in 1 ml Perchlorsäure und 1 ml Wasser aufgewirbelt und erneut zentrifugiert. Die Überstände wurden vereinigt und mit Kaliumkarbonatlösung auf einen pH $= 3,5$ eingestellt. Der Überstand wurde auf 8 ml Endvolumen gebracht, im Eisbad etwa 15 min stehen gelassen und dann vom Niederschlag abdekantiert und abpipettiert.

Bestimmungsansatz:
Wellenlänge: Hg 340 nm
Küvette: 1 cm Schichtdicke
Meßvolumen: 3,02 ml für DAP-Bestimmung, 3,04 ml für Fruktose-1,6-P_2-Bestimmung.
Messung gegen Vergleichsküvette mit 3 ml Triäthanolamin-Puffer und 0,005 ml $K_2Cr_2O_7$-Lösung.
   In eine Küvette werden 1,5 ml Triäthanolamin-Puffer, 1,5 ml enteiweißte Probe und 0,1 ml NADH-Lösung gemischt, auf Raumtemperatur gebracht und die Anfangs-Extinktion E_1 im Abstand von 3 min zwei- oder mehrmals abgelesen. Dann wird 0,1 ml GDH Suspension beigemischt. Nach Ablauf der Reaktion (5 bis 7 min) Messung der Extinktion E_2. $E_1 - E_2 = \Delta E_{DAP}$. Dann wird 0,1 ml TIM Suspension bei-

gemischt. Nach Ablauf der Reaktion (3 bis 5 min) Messung der Extinktion E_3. $E_2 - E_3 = \Delta E_{GAP}$. Dann Beimischung von Aldolase-Suspension 0,1 ml. Nach Ablauf der Reaktion (6 bis 9 min) Messung der Extinktion E_4.

$$E_3 - E_4 = \Delta E_{Fruktose-1,6-P_2}.$$

Berechnung:
Die Konzentration (c) von DAP wurde berechnet nach:

$$c = \Delta E \times 0,324 \times 8000 \ (nmol/g).$$

Die Konzentration (c) des Fruktose-1,6-diphosphat wurde berechnet nach:

$$c = \Delta E \times 0,163 \times 8000 \ (nmol/g).$$

6.6. Bestimmung des Glukose-6-phosphat und Fruktose-6-phosphat im Myokard [102]

Testprinzip:

$$\text{Fruktose-6-phosphat} \xrightarrow{\text{PGI}} \text{Glukose-6-phosphat, (1)}$$
$$\text{Glukose-6-phosphat} + NADP^+ \xrightarrow{\text{G6P-DH}} \text{6-6Phospho-gluconolacton} + NADPH + H^+, (2)$$
$$\text{6-Phosphogluconolacton} + H_2O \xrightarrow[\text{od. nichtenzymatisch}]{\text{6-P-gluconolactonase}} \text{6-Phospho-gluconat. (3)}$$

Reagenzien:
1. Perchlorsäure, p. a.; Dichte $= 1,67$; ca. 70% (w/w)
2. Kaliumkarbonat, K_2CO_3, p. a.
3. Triäthanolamin-hydrochlorid
4. Natronlauge, p. a., 2 N
5. Magnesiumchlorid, $MgCl_2 \cdot 6H_2O$, p. a.
6. Nicotinamid-adenin-dinucleotidphosphat, NADP
7. Glukose-6-phosphat-Dehydrogenase, G6P-DH aus Hefe, Suspension in 3,2 M Ammoniumsulfat-Lösung, $= 140$ U/mg (25 °C)
8. Phosphoglukose-Isomerase, PGI aus Hefe; Kristallsuspension[3] in 3,2 M Ammoniumsulfat-Lösung, $= 350$ U/mg (25 °C).

Probenvorbereitung:
1 g des feinpulverisierten Gewebes wurde mit 5 ml 6-N-Perchlorsäure gemischt und bei 3000 U/min 10 min zentrifugiert. Das Sediment wurde in 1 ml 6-N-Perchlorsäure und 1 ml Wasser aufgewirbelt und erneut zentrifugiert. Die Überstände wurden vereinigt, mit 5-M-Kaliumkarbonat-Lösung auf einen pH $= 3,5$ eingestellt, auf ein Endvolumen von 8 ml gebracht, im Eisbad 15 min stehen gelassen und dann vom Niederschlag abdekantiert und abpipettiert.

Bestimmungsansatz:
Wellenlänge: Hg 340 nm
Küvette: 1 cm Schichtdicke
Testvolumen: 2,05 bzw. 2,07 ml
Messung gegen Vergleichsküvette mit 0,4 M-Triäthanolamin-Puffer.
In eine Küvette werden 1 ml Triäthanolamin-Puffer, 1 ml Probenlösung, 0,02 ml NADP-Lösung und 0,02 ml $MgCl_2$-Lösung gemischt, der Inhalt auf Raumtemperatur kommen gelassen und E_1 gemessen. Dann Beimischung von G6P-DH-Suspension 0,1 ml. Messung der Endextinktion E_2 nach 3 bis 5 min.
Dann Beimischung von PGI-Suspension 0,2 ml und Messung der Endextinktion E_3 nach 3 bis 5 min.

$$E_2 - E_1 = \Delta E_{G6P}; \; E_3 - E_2 = \Delta E_{F\text{-}6\text{-}P}.$$

Berechnung:
Die Berechnung der Konzentration (c) des Glukose-6-phosphat erfolgte nach:

$$c = \Delta E \times 0{,}336 \times 8000 \; (nmol/g).$$

Die Konzentration (c) von Fruktose-6-phosphat wurde berechnet nach:

$$c = \Delta E \times 0{,}333 \times 8000 \; (nmol/g).$$

7. Statistische Auswertung

Das Problem der statistischen Auswertung besteht in der Analyse der zeitlichen Veränderung von Meß-
daten in verschiedenen Stichproben. Eine Möglichkeit hierzu liefert eine zweifaktorielle Varianzanalyse
mit Meßwiederholungen auf einem Faktor. Dieses Verfahren entspricht im Fall einer Stichprobe und einer
Meßwiederholung dem t-Test für gepaarte Daten.
Die zweifaktorielle Varianzanalyse mit Meßwiederholung erlaubt den Test von drei Hypothesen:
1. Der Interaktion zwischen Gruppen und zeitlicher Änderung der Meßwerte,
2. des Unterschiedes zwischen den Gruppen (Stichproben),
3. der Signifikanz der Änderung über die Zeit.
Mit Scheffé-Tests läßt sich die Zeitabhängigkeit genauer untersuchen.
Eingeschränkt wird die Anwendbarkeit einer Varianzanalyse mit Meßwiederholung durch die not-
wendige Voraussetzung, daß die Varianzen unter den Faktorstufen und die Korrelationen zwischen den
Faktorstufen homogen sein müssen. Bestehen a priori Hypothesen über den zeitlichen Verlauf der Meßwerte, z.B. nach der Gleichung

$$y\,(t) = e^{-\alpha\,(t\text{-}to)},$$

so kann man versuchen, falls die Daten eine verläßliche Anpassung einer solchen Funktion erlauben, für
jede Versuchseinheit den Parameter α zu bestimmen und die Hypothese zu testen, daß sich diese neuen
Zerfallsvariablen in zwei Gruppen unterscheiden. Bei unbekannter Verteilung dieser Zerfallsvariablen läßt
sich dieses Problem mit dem U-Test lösen.
Die statistische Auswertung der Meßwerte von Glukose, Glukose-6-phosphat, Fruktose-6-phosphat,
Fruktose-1,6-diphosphat, Dihydroxyacetonphosphat und Pyruvat erfolgte mit der zweifaktoriellen Varianzanalyse mit Meßwiederholung auf einem Faktor.
Aus den Meßwerten von ATP und Laktat wurden für jede Versuchsgruppe die Zerfalls- bzw. An-
stiegsparameter α bestimmt und untereinander nach dem U-Test verglichen.
Enddiastolischer Ventrikeldruck und linksventrikulärer Gewichtsindex der hypertrophierten und gesunden Herzen wurden mit dem Student-t-Test verglichen.

IV. Zur Methodik

1. Wahl des Versuchstieres

Für die metabolischen Untersuchungen im hypertrophierten linken Ventrikel mußten die Versuchstiere folgende Bedingungen erfüllen:

a) Der linke Ventrikel sollte mindestens 25 g wiegen, um die zu untersuchenden Metaboliten simultan am gleichen Versuchstier bestimmen zu können. Versuchstiere in der Größenordnung von Ratten, Meerschweinchen und Kaninchen entfielen daher.

b) Ein Teil der Versuchstiere sollte nach Induktion der Hypertrophie durch Bandage der Aorta ascendens an die Herz-Lungen-Maschine angeschlossen werden. In Betracht kamen daher Versuchstiere mit einem Körpergewicht zwischen 15 und 30 kg.

c) Die Versuchsgruppen sollten jeweils mindestens 6 Tiere enthalten. Die Zahl der kardioplegischen Versuche veranschlagten wir, einschließlich der Kontrollversuche, auf über 60. Bei der vorweg durchzuführenden Bandage der Aorta ascendens mußte zusätzlich mit einer Ausfallsquote gerechnet werden. Die Versuchstiere sollten daher in genügender Anzahl zur Verfügung stehen.

Die Wahl des Zwergschweines war daher naheliegend, zumal das kardiovaskuläre System dieser Versuchstiere in physiologischer Hinsicht dem des Menschen sehr nahesteht [25, 112]. Allerdings scheint die Anwendung der Herz-Lungen-Maschine beim Zwergschwein nicht unproblematisch zu sein. Perfusionszeiten, die 2 Stunden überschreiten, sind bei diesem Versuchstier mit einer hohen Letalität verbunden [28, 169]. Das Hauptproblem scheint eine ätiologisch nicht geklärte sekundäre pulmonale Hypertension zu sein, die zum akuten Rechtsherzversagen führt.

Unsere Versuche mit der Herz-Lungen-Maschine waren nicht auf ein Überleben der Versuchstiere ausgerichtet. Die extrakorporale Zirkulation wurde nur zur homogenen Abkühlung der Versuchstiere auf 25 °C eingesetzt. Dieser Vorgang beanspruchte 8 bis 10 Minuten, so daß die beschriebenen Störungen nicht zum Tragen kamen.

2. Induktion der Hypertrophie

Zur Induktion einer stabilen Hypertrophie des linken Ventrikels existiert eine Reihe von Versuchsanordnungen. Erzeugung einer Mitralinsuffizienz oder künstlich induzierte AV-Dissoziation führen über eine chronische Volumenbelastung zur Hypertrophie [60, 122]. Die druckinduzierte konzentrische Hypertrophie läßt sich am wirksamsten durch Obstruktion des linksventrikulären Ausflußtraktes erzielen [50, 131, 147]. Allerdings führt die akute, hämodynamisch wirksame Einengung der Aorta ascendens rasch zu progredienter Herzdilatation und Kammerflimmern [78]. Diese Komplikation haben wir umgangen, indem wir, wie von Rogers et al. vorgeschlagen [147], junge Versuchstiere einer hämodynamisch tolerablen supravalvulären Einengung unterzogen und in eine progrediente Aortenstenose hineinwachsen ließen. Damit war das Myokard von Anfang an einer Druckbelastung ausgesetzt, die mit dem Wachstum der Tiere bei konstantem Aortendurchmesser zunahm.

3. Entnahme und Inkubation der Myokardproben

Der Energiebedarf des entnommenen denervierten Herzens unterscheidet sich nicht von dem des Herzens in situ [34, 129], so daß die am isolierten Herzen erhobenen Befunde auf Operationsverhältnisse übertragen werden können.

Alle Tierherzen wurden je nach Versuchsanordnung bei 15, 25 oder 37 °C im Wasserbad ohne direkten Kontakt zum Wasser inkubiert. Damit wurde ein vorzeitiges Erwärmen oder Auskühlen des Myokards verhindert. Diese konstanten Temperaturverhältnisse sind bei Operationen am offenen Herzen nicht gegeben. Die im Experiment gewonnenen Ergebnisse der Metabolitbestimmungen sind daher zwar exakter, können aber aus den genannten Gründen nur mit Einschränkungen auf die Klinik übertragen werden.

4. Beurteilung des Schweregrades einer Aortenstenose anhand des Quotienten aus diastolischem und systolischem Druckzeitindex

Der subendokardiale Koronarfluß ist wegen des hohen intramyokardialen Druckes nur während der Diastole möglich [6, 86]. Der diastolische Druck-Zeit-Index [DPTI = (diastolischer Mitteldruck − enddiastolischer Ventrikeldruck) × Diastolendauer kann daher bei maximal weitgestellten Koronararterien als Äquivalent für das myokardiale O_2-Angebot angesehen werden [21, 176]. Der myokardiale O_2-Bedarf kann nach Sarnoff et al. durch den „Tension Time Index" (TTI = systolischer Aortenmitteldruck × Systolendauer) charakterisiert werden [149]. Der Quotient aus DPTI/TTI gibt die myokardiale O_2-Bilanz wieder.

Buckberg et al. [21] sowie Vincent et al. [176] konnten an Hunden mit Hilfe der Mikrosphärentechnik nachweisen, daß nach Einengung der Aorta ascendens infolge Erhöhung des enddiastolischen Ventrikeldruckes und Verkürzung der Diastole eine Unterperfusion der subendokardialen Muskelschichten trotz Erhöhung des gesamten Koronarflusses eintrat. Diese Verminderung des subendokardialen Koronarflusses lief parallel mit einem Abfall des Quotienten DPTI/TTI unter 1. Aus DPTI/TTI konnte dadurch direkt auf den Grad der subendokardialen Ischämie bei supravalvulärer Aortenstenose geschlossen werden.

Bei Patienten mit fortgeschrittenem Aortenvitium konnte gezeigt werden, daß DPTI/TTI umso niedriger wurde, je höher der Druckgradient an der Aortenklappe und je kleiner die Aortenklappen-Öffnungsfläche war [22, 95].

Eine weitere Verminderung von DPTI/TTI, das heißt Verschlechterung der myokardialen O_2-Bilanz, war durch inotrope Stimulation mit Isoproterenol-Infusionen zu erzielen. Eine erhöhte Laktat-Produktion infolge subendokardialer Ischämie war dann nachzuweisen, wenn DPTI/TTI unter 0,3 fiel [21].

Mit dem Quotienten DPTI/TTI kann daher aufgrund seiner direkten Beziehungen zur Hämodynamik der Schweregrad einer Aortenstenose charakterisiert werden [21, 95, 118].

V. Ergebnisse

1. Letalität nach Bandage der Aorta ascendens

Von den 97 gebändelten Versuchstieren verstarben 13 (13,4%) intraoperativ oder innerhalb der ersten 48 Stunden (Tabelle 4). Die häufigsten Todesursachen waren Kammerflimmern, Blutung und Hypoxie während oder kurz nach dem operativen Eingriff.

18 Versuchstiere (21%) verstarben spontan während der folgenden 3 Monate. Bei 10 der verstorbenen Versuchstiere bestand eine hochgradige Aortenstenose mit massiver Hypertrophie des linken Ventrikels und Lungenstauung, die bei 2 Tieren histologisch gesichert wurde. Die Ruptur der Aorta ascendens infolge Durchwanderns des Bändchens stellte ein weiteres Problem dar und machte 8,3% der Todesfälle aus.

Tabelle 4. Letalität nach Bandage der Aorta ascendens bei 97 Zwergschweinen

Todesursache	0–48 Std. postop.	48 Std.–3 Mon. postop.
Kammerflimmern	4	–
Blutung	4	–
Hypoxie	4	–
Herzinsuffizienz	1	10
Ruptur der A. ascendens	–	7
Aspiration	–	. 1
	13 (13,4%)	18 (21%)

Die überlebenden Tiere entwickelten in den meisten Fällen eine vor allem beim Fressen auffallende Dyspnoe und blieben in der Gewichtszunahme hinter den gesunden Tieren zurück. Auskultatorisch war bei allen Versuchstieren präkordial ein rauhes Systolikum auszukultieren.

2. Nachweis der Hypertrophie des linken Ventrikels beim Zwergschwein nach Bandage der Aorta ascendens

Druckmessungen. Tabelle 5 zeigt die Ventrikel- und Aortendrucke, den enddiastolischen Ventrikeldruck und den systolischen Druckgradienten an der supravalvulären Stenose 12 Wochen nach Bandage der Aorta ascendens.

In Abb. 1 ist die Originalaufzeichnung einer Rückzugskurve aus der Aorta ascendens in den linken Ventrikel dargestellt.

Der mittlere Druckgradient in der Aorta ascendens betrug 40 mm Hg. Der enddiastolische linke Ventrikeldruck lag mit 15,5 ± 3,5 mm Hg signifikant über dem der Kontrolltiere (p < 0,001). Der Quotient aus diastolischem und systolischem Druck-Zeit-Index war bei den druckbelasteten Ventrikeln signifikant erniedrigt (p < 0,001).

Tabelle 5. Druckwerte bei normalen Zwergschweinen und bei druckinduzierter Hypertrophie des linken Ventrikels

in mm HG	normal	Hypertrophie
höchster Ventrikeldruck	95 ± 27	119 ± 28 mm Hg
LVEDP	6,8 ± 5,9	15,5 ± 3,5 mm Hg p < 0,001
systolischer Aortendruck	95 ± 27	82 ± 20 mm Hg
diastolischer Aortendruck	57 ± 13	54 ± 15 mm Hg
DPTI/TTI	1,07 ± 0,17	0,54 ± 0,20 p < 0,001
Gradient Aorta ascendens	–	40 ± 22 mm Hg

LVEDP: enddiastolischer Druck des linken Ventrikels
DPTI: diastolischer Druck-Zeit-Index
TTI: systolischer Druck-Zeit-Index

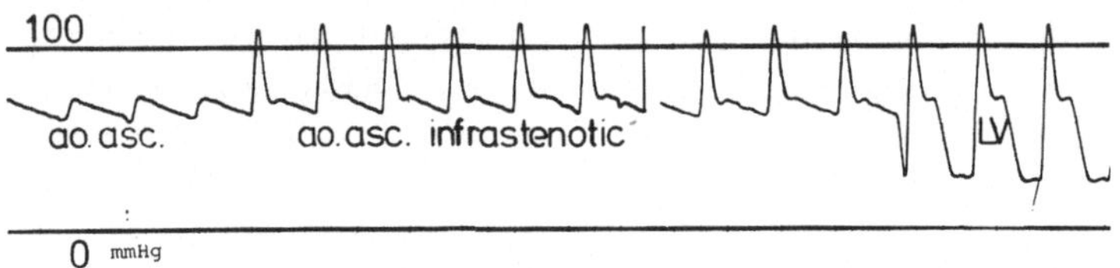

Abb. 1. Originalaufzeichnung einer Rückzugskurve aus der Aorta ascendens in den linken Ventrikel

Gewichtsindex des linken Ventrikels und Gewichtsverhältnis des linken zum rechten Ventrikel. Der Gewichtsindex des linken Ventrikels und das Gewichtsverhältnis des linken zum rechten Ventrikel sind in Tabelle 6 aufgelistet.

Tabelle 6. Gewichtsindex und Gewichtsverhältnis des linken zu rechten Ventrikels beim normalen und hypertrophierten Herzen des Zwergschweines

	normal	Hypertrophie
LVGI	18,8 ± 2,7	27,4 ± 6,2 p < 0,001
LV/RV	2,9 ± 0,78	3,0 ± 0,72 NS

LVGI = Gewichtsindex des linken Ventrikels g/10 kg Körpergewicht
LV/RV = Gewichtsverhältnis des linken zum rechten Ventrikel

Der linksventrikuläre Gewichtsindex der hypertrophierten Herzen lag mit 27,4 ± 6,2 g/10 kg Körpergewicht signifikant über dem der normalen Tiere (p < 0,001). Das Gewichtsverhältnis zwischen dem linken und rechten Ventrikel veränderte sich nicht.

3. Stoffwechselparameter im *normalen* und *hypertrophierten* linken Ventrikel des Zwergschweines während *normothermer* Ischämie

Normales Myokard, 37 °C, reine Ischämie. Im normalen Myokard fiel nach Ischämiebeginn der ATP-Spiegel von 3,24 ± 0,34 µmol/g innerhalb von 20 Minuten auf 0,72 ± 0,27 µmol/g (22,2% des Ausgangswertes) und nahm dann nur noch unwesentlich ab. Der Laktat-Gehalt erhöhte sich von 7,88 ± 2,84 μmol/g innerhalb 20 Minuten auf 14,79 ± 2,48 μmol/g (187% des Ausgangswertes). Danach änderte sich dieser Laktat-Spiegel nicht mehr wesentlich.

Glukose fiel innerhalb 20 Minuten von 1,69 ± 1,11 μmol/g auf 0,59 ± 0,93 μmol/g. In den späteren Myokardproben war keine Glukose mehr nachzuweisen.

Der Gehalt an Fruktose-1,6-diphosphat sank von einem Ausgangswert von 78,51 ± 21,80 nmol/g innerhalb 20 Minuten auf 43,03 ± 20,30 nmol/g. Danach trat keine wesentliche Änderung der Fruktose-1,6-diphosphat-Konzentration mehr ein. Dihydroxyacetonphosphat erhöhte sich von 32,39 ± 12,34 nmol/g innerhalb 20 Minuten auf 50,98 ± 14,71 nmol/g, um dann wieder innerhalb der folgenden 60 Minuten progredient auf 39,75 ± 2,16 nmol/g abzufallen.

Pyruvat blieb während der gesamten Beobachtungszeit von 80 Minuten annähernd konstant.

Hypertrophiertes Myokard, 37 °C, reine Ischämie. Im hypertrophierten Ventrikel fiel ATP von 2,73 ± 0,81 μmol/g innerhalb 60 Minuten auf 0,77 ± 0,17 μmol/g (28,3% des Ausgangswertes). Dieser im hypertrophierten Myokard langsam einsetzende ATP-Abfall war gegenüber dem normalen Ventrikel statistisch signifikant. Der Laktat-Gehalt erhöhte sich von 7,28 ± 3,07 μmol/g nach 60 Minuten auf 15,87 ± 4,28 μmol/g und änderte sich dann nicht mehr wesentlich. Diese Verlangsamung des Laktat-Anstieges im hypertrophierten Myokard war gegenüber dem normalen Myokard signifikant.

Der Glukose-Abfall von 4,34 ± 2,64 auf 1,52 ± 1,91 μmol/g nach einer Stunde war im Vergleich zum normalen Myokard nicht signifikant verschieden. Fruktose-1,6-diphosphat fiel von 95,19 ± 13,42 nmol/g innerhalb 60 Minuten auf 57,67 ± 11,54 nmol/g und änderte sich dann nicht mehr wesentlich. Dieser geringfügig verlangsamte Abfall war nicht signifikant verschieden von dem im normalen Myokard gemessenen Verlauf. Wie im normalen Herzen stieg Dihydroxyacetonphosphat von 34,4 ± 12,03 nmol/g während der ersten 20 bis 40 Minuten leicht an und zeigte dann wieder fallende Tendenz. Pyruvat blieb wie im normalen Myokard während der gesamten Beobachtungszeit im wesentlichen konstant. Weder im Verhalten des Pyruvat noch des Dehydroxyacetonphosphat war ein signifikanter Unterschied zum normalen Myokard nachzuweisen.

Zusammenfassung der Ergebnisse. Während des normothermen ischämischen Herzstillstandes zeigten sich im normalen und hypertrophierten Ventrikel folgende metabolischen Unterschiede (Abb. 2 bis Abb. 7):

Im normalen Ventrikel fiel der ATP-Gehalt innerhalb 20 Min. auf 22,2% des Ausgangswertes. Dieses Energiedefizit trat im hypertrophierten Ventrikel signifikant langsamer ein. Dort war erst nach 60 Minuten das ATP auf 28% des Ausgangswertes abgefallen.

Der myokardiale Laktat-Spiegel verdoppelte sich im normalen Ventrikel innerhalb der ersten 20 Minuten nach Ischämiebeginn und änderte sich dann nicht mehr. Im hypertrophierten Ventrikel wurden erst nach 60 Minuten ähnliche Laktat-Gehalte erreicht. Dieser Laktat-Anstieg des ischämischen hypertrophierten Myokards war im Vergleich zum normalen Herzen signifikant verlangsamt.

Die Zwischenstufen der Glykolyse zeigten insgesamt kein signifikant unterschiedliches Verhalten zwischen normalem und hypertrophiertem Ventrikel. Auffallend war allerdings eine verlangsamte Konzentrationsabnahme des Fruktose-1,6-diphosphat im hypertrophierten Ventrikel. Während dieser Metabolit im normalen Myokard bereits nach 20 Minuten auf 50% des Ausgangswertes abgefallen war, war diese Konzentrationsabnahme im hypertro-

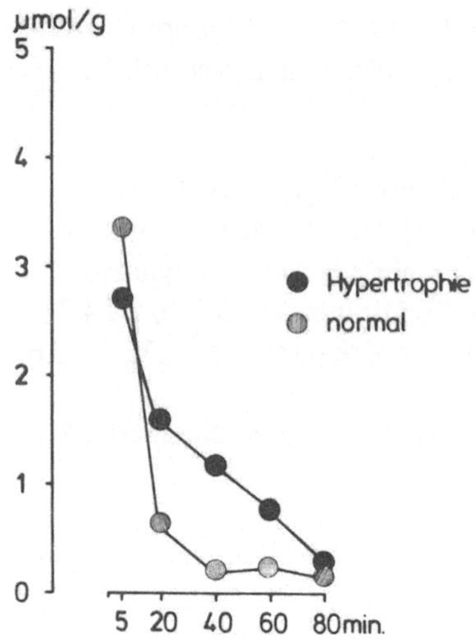

Abb. 2. Verhalten des ATP-Gehaltes im normalen und hypertrophierten Ventrikel während normothermer Ischämie (normal: Tabelle 7, Gruppe I; Hypertrophie: Tabelle 15, Gruppe V)

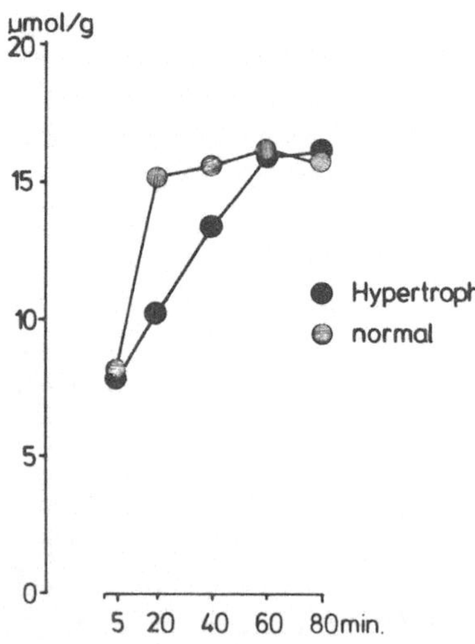

Abb. 3. Verhalten des Laktat-Gehaltes im normalen und hypertrophierten Ventrikel während normothermer Ischämie (normal: Tabelle 8, Gruppe I; Hypertrophie: Tabelle 16, Gruppe V)

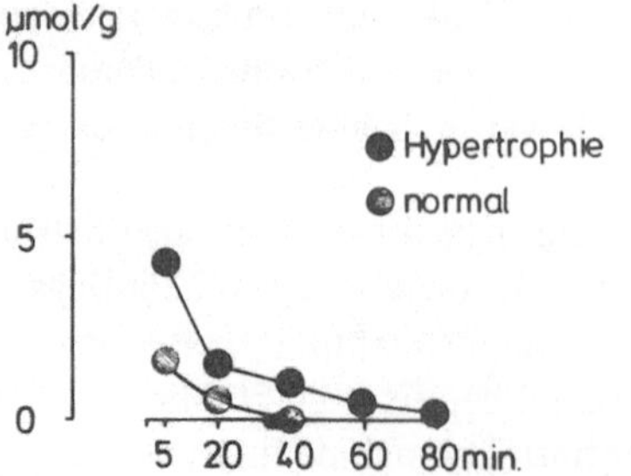

Abb. 4. Verhalten des Glukose-Gehaltes im normalen und hypertrophierten Ventrikel während normothermer Ischämie (normal: Tabelle 9, Gruppe I; Hypertrophie: Tabelle 17, Gruppe V)

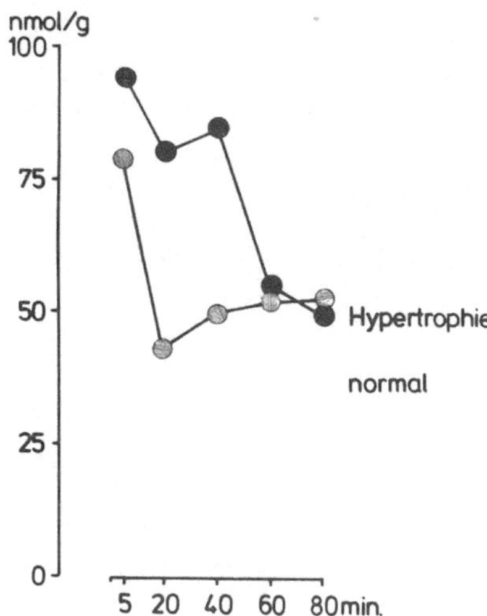

Abb. 5. Verhalten des Fruktose-1,6-diphosphat-Gehaltes im normalen und hypertrophierten Myokard während normothermer Ischämie (normal: Tabelle 12, Gruppe I; Hypertrophie: Tabelle 20, Gruppe V)

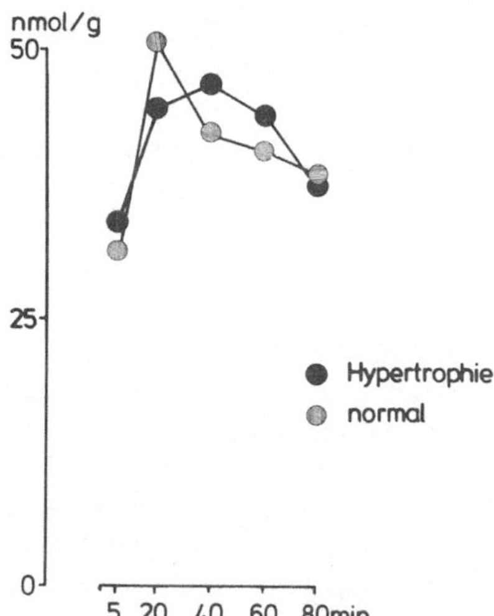

Abb. 6. Verhalten des Dihydroxyacetonphosphat im normalen und hypertrophierten Myokard während normothermer Ischämie (normal: Tabelle 13, Gruppe I; Hypertrophie: Tabelle 21, Gruppe V)

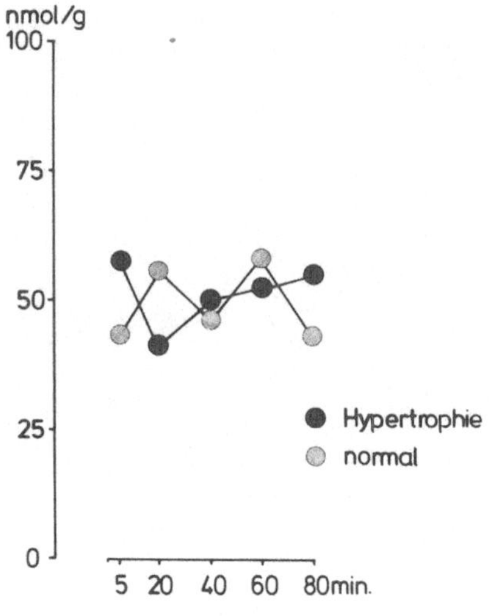

Abb. 7. Verhalten des Pyruvat-Spiegels im normalen und hypertrophierten Myokard während normothermer Ischämie (normal: Tabelle 14, Gruppe I; Hypertrophie: Tabelle 22, Gruppe V)

phierten Ventrikel erst nach 60 bis 80 Minuten festzustellen. Dieser Befund läßt auf eine spätere Hemmung der Phosphofruktokinasereaktion im hypertrophierten Ventrikel möglicherweise infolge einer langsamer einsetzenden Azidose schließen. Statistisch waren diese Befunde allerdings nicht zu belegen.

Der entscheidende metabolische Unterschied zwischen dem normalen und hypertrophierten Ventrikel lag aufgrund unserer Befunde darin, daß sich im hypertrophierten Myokard das Energiedefizit in Form des ATP-Abfalles langsamer anbahnte.

4. Stoffwechselparameter im *normalen Myokard* während normothermer Magnesium-Aspartat-Procain-Kardioplegie, hypothermer Ischämie (25 °C) und hypothermer Magnesium-Aspartat-Procain-Kardioplegie

Normales Myokard, 37 °C, Magnesium-Aspartat-Procain. Bei Anwendung des Magnesium-Aspartat-Procain fiel der ATP-Gehalt innerhalb von 20 Minuten von $4,17 \pm 0,63$ auf $3,15 \pm 0,66$ µmol/g (75% des Ausgangswertes). Nach dieser Zeitspanne war demnach die kritische Grenze der praktischen Wiederbelebungszeit (t-ATP nach Bretschneider = 70% des ATP-Ausgangswertes) erreicht. Dieser verlangsamte ATP-Abfall war signifikant im Vergleich zum rein ischämischen Myokard. Der Laktat-Gehalt erhöhte sich von $4,67 \pm 2,33$ innerhalb 60 Minuten auf $13,03 \pm 0,85$ µmol/g. Dieser im Vergleich zum rein ischämischen Myokard verlangsamte Laktat-Anstieg konnte statistisch gesichert werden. Glukose fiel von $3,57 \pm 5,30$ auf $1,04 \pm 0,96$ µmol/g nach 80 Minuten und zeigte damit kein signifikant anderes Verhalten als im rein ischämischen Myokard. Fruktose-1,6-diphosphat fiel innerhalb 80 Minuten von $89,61 \pm 41,92$ auf $73,02 \pm 21,42$ nmol/g. Ein signifikanter Unterschied zur reinen Ischämie ergab sich nicht. Ebenso zeigten Dihydroxyacetonphosphat und Pyruvat im kardioplegisch stillgelegten normothermen Herzen keinen signifikanten Unterschied zum rein ischämischen Myokard.

Normales Myokard, 25 °C, reine Ischämie. Durch Abkühlung des Myokards auf 25 °C verlangsamte sich der Abfall des ATP-Gehaltes im Vergleich zum normothermen ischämischen Herzen signifikant. 20 Minuten nach Ischämiebeginn waren noch 72% des ATP-Ausgangswertes meßbar. Gemessen am ATP-Abfall hatte somit die Hypothermie von 25 °C im normalen Herzen den gleichen Effekt wie die normotherme Magnesium-Aspartat-Procain-Kardioplegie. Der Laktat-Gehalt erhöhte sich innerhalb 80 Minuten von 5,28 ± 1,76 auf 12,30 ± 2,14 μmol/g. Auch dieser Laktat-Anstieg war im Vergleich zur normothermen Ischämie signifikant verlangsamt. Wegen der erheblichen Streuung der Glukose-Einzelwerte war der verlangsamte Glukose-Abfall von 6,41 ± 2,74 auf 4,41 ± 1,60 μmol/g nach 80 Minuten statistisch nicht zu sichern. Glukose-6-phosphat und Fruktose-6-phosphat häuften sich innerhalb 80 Minuten von 186,30 ± 104,28 nmol/g bzw. 38,36 ± 12,58 nmol/g nach 80 Minuten auf 514,08 ± 156,09 (276% des Ausgangswertes) bzw. 73,52 ± 23,42 nmol/g (191% des Ausgangswertes) an.

Fruktose-1,6-diphosphat nahm innerhalb von 80 Minuten von 99,62 ± 21,29 auf 88,14 ± 14,53 nmol/g ab. Ein signifikant unterschiedliches Verhalten dieses Konzentrationsgefälles zum normalen Myokard konnte nicht nachgewiesen werden. Dihydroxyacetonphosphat zeigte während der 80minütigen Ischämiezeit einen geringfügigen Anstieg von 32,14 ± 7,00 auf 62,72 ± 28,82 nmol/g. Ein signifikant unterschiedliches Verhalten zum rein ischämischen Myokard konnte hier ebensowenig wie beim Pyruvat nachgewiesen werden.

Normales Myokard, 25 °C, Magnesium-Aspartat-Procain-Kardioplegie. Der langsamste ATP-Abfall wurde bei der hypothermen Kardioplegie mit Magnesium-Aspartat-Procain erzielt. Nach 80 Min. waren mit 3,01 ± 0,11 μmol/g ATP noch 78% des Ausgangswertes nachzuweisen. Die im Hinblick auf die praktische Wiederbelebungszeit kritische Grenze von 70% (t-ATP) war somit nach dieser Zeitspanne noch nicht erreicht. Diese Verminderung des Energiedefizites war von normothermer wie hypothermer Ischämie signifikant verschieden. Der Laktat-Gehalt erhöhte sich innerhalb 80 Minuten von 5,27 ± 2,45 auf 10,43 ± 1,25 μmol/g. Auch diese Laktat-Anhäufung war gegenüber der normothermen und hypothermen Ischämie signifikant verlangsamt. Der Glukose-Gehalt verminderte sich nach 80 Minuten von 7,20 ± 1,47 auf 3,90 ± 0,74 μmol/g. Eine signifikante Verlangsamung gegenüber den rein ischämischen Bedingungen konnte bei der erheblichen Streuung der Werte nicht nachgewiesen werden. Die Anhäufung von Glukose-6-phosphat und Fruktose-6-phosphat erfolgte während der ersten 20 Minuten geringgradig langsamer als in Normothermie. Nach 80 Minuten waren jedoch keine signifikanten Unterschiede zu den Gewebsgehalten in Normo- und Hypothermie festzustellen. Fruktose-1,6-diphosphat zeigte während der ersten 40 Minuten einen leichten Anstieg von 63,46 ± 17,01 auf 95,62 ± 20,38 nmol/g, um dann kontinuierlich abzufallen. Dihydroxyacetonphosphat erhöhte sich von 22,46 ± 3,96 auf 76,69 ± 37,00 nmol/g und zeigte damit eine stärkere Kumulationstendenz als bei reiner Hypothermie und normothermer Ischämie, die allerdings statistisch nicht zu sichern war. Ebenso zeigte Pyruvat kein signifikant anderes Verhalten als bei hypothermer und normothermer Ischämie.

Zusammenfassung der Ergebnisse. Während der normothermen Magnesium-Aspartat-Procain-Kardioplegie, der hypothermen Ischämie und der hypothermen Magnesium-Aspartat-Procain-Kardioplegie zeigten sich im normalen Myokard folgende metabolische Unterschiede (Abb. 8 bis 15).

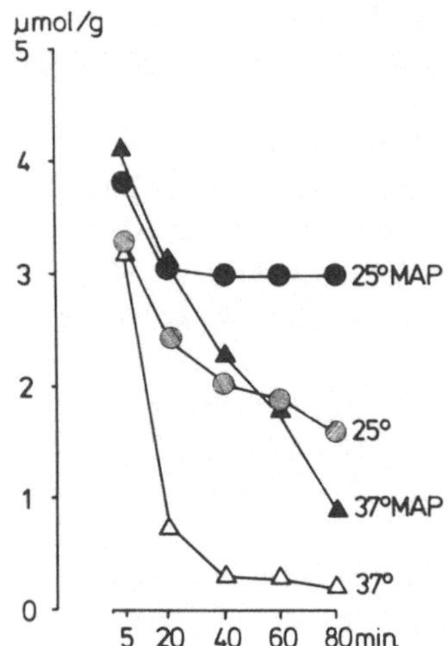

Abb. 8. Verhalten des ATP im normalen Myokard bei normothermer und hypothermer Ischämie sowie normothermer und hypothermer Magnesium-Aspartat-Procain-Kardioplegie (vgl. Tabelle 7)

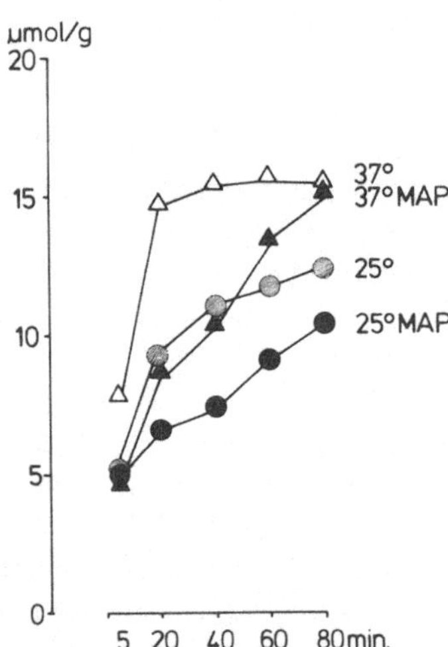

Abb. 9. Verhalten des Laktat im normalen Myokard bei normothermer und hypothermer Ischämie sowie normothermer und hypothermer Magnesium-Aspartat-Procain-Kardioplegie (vgl. Tabelle 8)

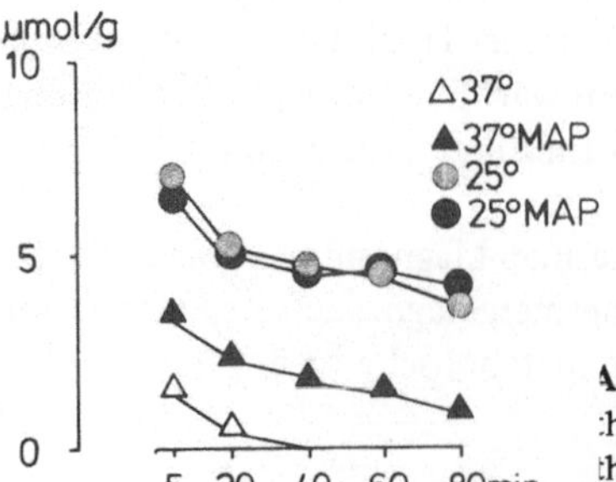

Abb. 10. Verhalten der Glukose im normalen Myokard bei normothermer und hypothermer Ischämie sowie normothermer und hypothermer Magnesium-Aspartat-Procain-Kardioplegie (vgl. Tabelle 9)

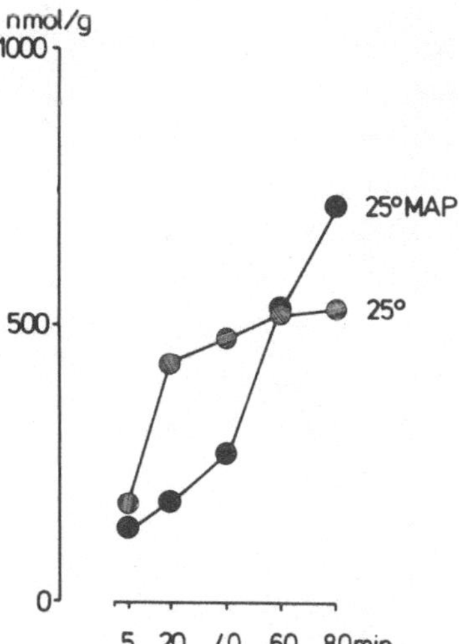

Abb. 11. Verhalten von Glukose-6-phosphat im normalen Myokard bei hypothermer Ischämie und hypothermer Magnesium-Aspartat-Procain-Kardioplegie (vgl. Tabelle 10)

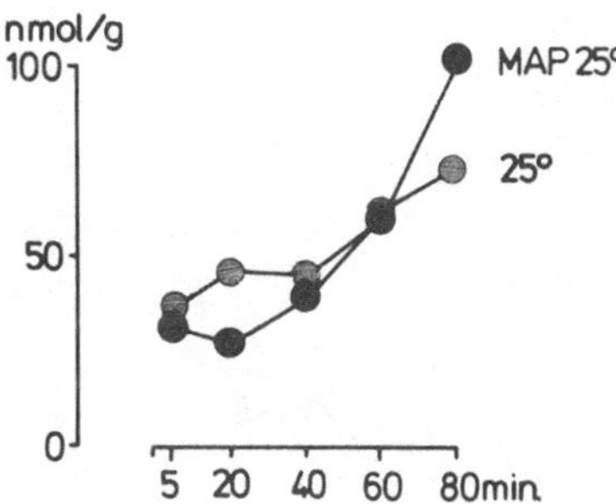

Abb. 12. Verhalten von Fruktose-6-phosphat im normalen Myokard bei hypothermer Ischämie und hypothermer Magnesium-Aspartat-Procain-Kardioplegie (vgl. Tabelle 11)

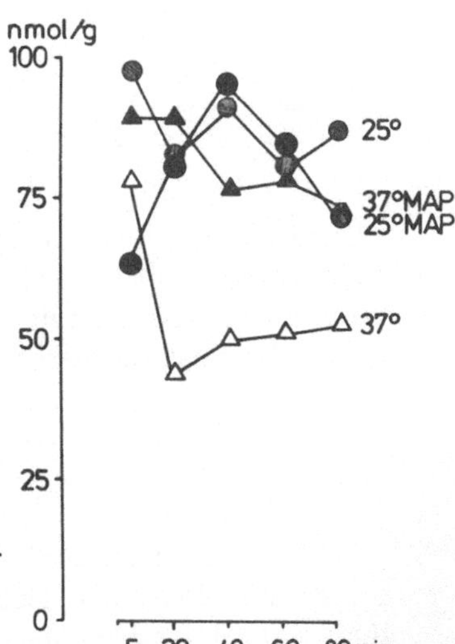

Abb. 13. Verhalten von Fruktose-1,6-diphosphat im normalen Myokard bei normothermer und hypothermer Ischämie sowie normothermer und hypothermer Magnesium-Aspartat-Procain-Kardioplegie (vgl. Tabelle 12)

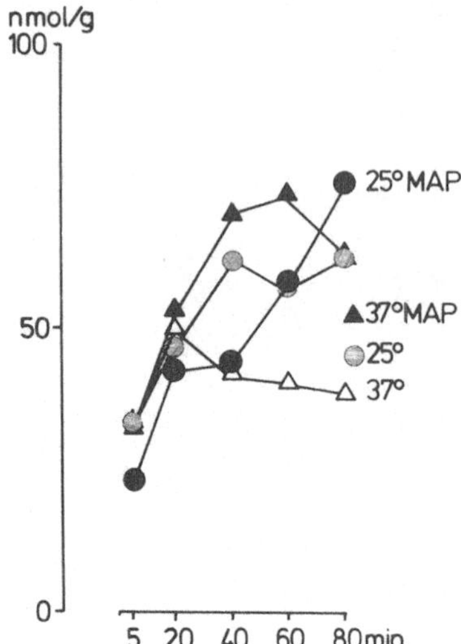

Abb. 14. Verhalten von Dihydroxyacetonphosphat im normalen Myokard bei normothermer und hypothermer Ischämie sowie normothermer und hypothermer Magnesium-Aspartat-Procain-Kardioplegie (vgl. Tabelle 13)

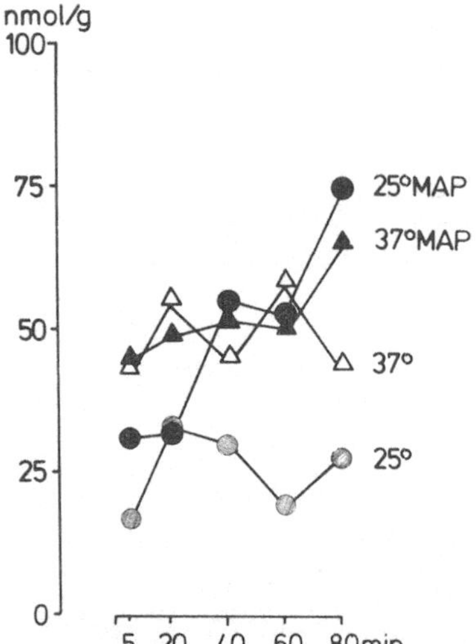

Abb. 15. Verhalten von Pyruvat im normalen Myokard bei normothermer und hypothermer Ischämie sowie normothermer und hypothermer Magnesium-Aspartat-Procain-Kardioplegie (vgl. Tabelle 14)

Durch alleinige Abkühlung des normalen Ventrikels konnte eine signifikante Verlangsamung des myokardialen ATP-Defizites erzielt werden. Die Kombination der Magnesium-Aspartat-Procain-Kardioplegie mit Hypothermie zeigte den günstigsten Effekt. Nach 80 Minuten wurden bei dieser Methode noch 78% des ATP-Ausgangswertes gemessen.

Die Verminderung des Energiedefizites durch Hypothermie allein oder durch Magnesium-Aspartat-Procain-Kardioplegie in Normo- und Hypothermie hatte bei allen drei Verfahren die gleichen Konsequenzen für den Kohlenhydratstoffwechsel. Der Laktat-Anstieg wurde jeweils signifikant abgebremst.

Eine Verlangsamung der Konzentrationsabnahme von Fruktose-1,6-diphosphat zeichnete sich bei allen drei kardioplegischen Verfahren ab. Am deutlichsten war dieses bei der hypothermen Injektionskardioplegie mit Magnesium-Aspartat-Procain. Ein signifikant unterschiedliches Verhalten zur normothermen Ischämie konnte allerdings statistisch nicht gesichert werden. Glukose-6-phosphat, Fruktose-6-phosphat, Dihydroxyacetonphosphat und Pyruvat zeigten bei allen drei Herzstillstandsmethoden im normalen Myokard ein uniformes Verhalten. Eine spezifische Wirkung des Magnesium-Aspartat-Procain auf die Zwischenstufen des glykolytischen Stoffwechsels konnte nicht nachgewiesen werden.

Tabelle 7. ATP-Gehalt (μmol/g) im gesunden Myokard während normothermer und hypothermer Ischämie sowie normothermer und hypothermer Magnesium-Aspartat-Procain-Kardioplegie

	n		5′	20′	40′	60′	80′
Gruppe I	6	$\bar{x}$	3,24	0,72	0,28	0,28	0,17
(Abb. 2, normal; Abb. 8)		$\overline{sx}$	± 0,34	± 0,27	± 0,26	± 0,14	± 0,07
Gruppe II	8	$\bar{x}$	4,17	3,15	2,33	1,87	0,99
(Abb. 8)		$\overline{sx}$	± 0,63	± 0,66	± 0,76	± 0,46	± 0,50
Gruppe III	7	$\bar{x}$	3,33	2,40	2,03	1,99	1,68
(Abb. 8)		$\overline{sx}$	± 0,77	± 0,43	± 0,38	± 0,53	± 0,57
Gruppe IV	5	$\bar{x}$	3,86	3,06	3,07	3,04	3,01
(Abb. 8)		$\overline{sx}$	± 0,71	± 0,52	± 0,50	± 0,58	± 0,11

x   = Mittelwert
sx = mittlerer Fehler des Mittelwertes
I   = normal, 37 °C
II = normal, 37 °C, MAP
III = normal, 25 °C
IV = normal, 25 °C, MAP

Tabelle 8. Laktat-Gehalt (μmol/g) im gesunden Myokard während normothermer und hypothermer Ischämie sowie normothermer und hypothermer Magnesium-Aspartat-Procain-Kardioplegie. Zeichenerklärung wie Tabelle 7

	n		5′	20′	40′	60′	80′
Gruppe I	5	x	7,88	14,79	15,32	15,68	15,40
(Abb. 3, normal; Abb. 9)		sx	± 2,84	± 2,48	± 1,78	± 2,34	± 2,11
Gruppe II	7	x	4,67	8,75	10,30	13,03	15,05
(Abb. 9)		sx	± 2,33	± 1,55	± 0,65	± 0,85	± 1,25
Gruppe III	7	x	5,28	9,35	11,05	11,61	12,30
(Abb. 9)		sx	± 1,76	± 0,17	± 0,95	± 1,35	± 2,14
Gruppe IV	5	x	5,27	6,74	7,34	9,01	10,43
(Abb. 9)		sx	± 2,45	± 0,51	± 1,88	± 1,55	± 1,25

Tabelle 9. Glukose-Gehalt (μmol/g) im gesunden Myokard während normothermer und hypothermer Ischämie sowie normothermer und hypothermer Magnesium-Aspartat-Procain-Kardioplegie. Zeichenerklärung wie Tabelle 7

	n		5′	20′	40′	60′	80′
Gruppe I	6	x	1,69	0,59			
(Abb. 4, normal; Abb. 10)		sx	± 1,11	± 0,93	0	0	0
Gruppe II	8	x	3,57	2,40	1,97	1,67	1,04
(Abb. 10)		sx	± 2,65	± 2,12	± 1,80	± 1,46	± 0,96
Gruppe III	6	x	6,41	5,05	4,60	4,89	4,41
(Abb. 10)		sx	± 2,74	± 1,07	± 1,38	± 1,11	± 1,60
Gruppe IV	5	x	7,20	5,14	4,95	4,88	3,90
(Abb. 10)		sx	± 1,47	± 1,61	± 1,58	± 0,76	± 0,74

Tabelle 10. Glukose-6-phosphat (nmol/g) im gesunden Myokard während hypothermer Ischämie und hypothermer Magnesium-Aspartat-Procain-Kardioplegie. Zeichenerklärung wie Tabelle 7

	n		5′	20′	40′	60′	80′
Gruppe I							
Gruppe II							
Gruppe III	7	x	186,30	428,11	478,78	502,72	514,08
(Abb. 11)		sx	± 104,28	± 122,99	± 207,01	± 119,47	± 156,09
Gruppe IV	5	x	146,04	181,89	256,95	503,54	716,79
(Abb. 11)		sx	± 105,49	± 68,76	± 109,84	± 168,38	± 131,75

Tabelle 11. Fruktose-6-phosphat (nmol/g) im gesunden Myokard während hypothermer Ischämie und hypothermer Magnesium-Aspartat-Procain-Kardioplegie. Zeichenerklärung wie Tabelle 7

	n		5′	20′	40′	60′	80′
Gruppe I							
Gruppe II							
Gruppe III	7	x	38,36	49,55	46,88	62,33	73,52
(Abb. 12)		sx	± 12,58	± 20,34	± 14,78	± 21,36	± 23,42
Gruppe IV	3	x	32,85	26,64	38,18	62,16	103,89
(Abb. 12)		sx	± 11,09	0	± 16,05	± 15,38	± 22,76

Tabelle 12. Fruktose-1,6-diphosphat (nmol/g) im gesunden Myokard während normothermer und hypothermer Ischämie sowie normothermer und hypothermer Magnesium-Aspartat-Procain-Kardioplegie. Zeichenerklärung wie Tabelle 7

	n		5′	20′	40′	60′	80′
Gruppe I	5	x	78,51	43,03	50,33	51,38	52,43
(Abb. 5, normal; Abb. 13)		sx	± 21,80	± 20,30	± 30,37	± 23,20	± 14,35
Gruppe II	8	x	89,61	89,65	77,42	78,07	73,02
(Abb. 13)		sx	± 41,92	± 21,04	± 31,26	± 20,26	± 21,42
Gruppe III	7	x	99,62	83,44	92,32	80,32	88,14
(Abb. 13)		sx	± 21,29	± 17,80	± 13,96	± 22,57	± 14,53
Gruppe IV	3	x	63,46	81,28	95,62	84,75	74,76
(Abb. 13)		sx	± 17,01	± 34,60	± 20,38	± 20,49	± 29,31

Tabelle 13. Dihydroxyacetonphosphat (nmol/g) im gesunden Myokard während normothermer und hypothermer Ischämie sowie normothermer und hypothermer Magnesium-Aspartat-Procain-Kardioplegie. Zeichenerklärung wie Tabelle 7

	n		5′	20′	40′	60′	80′
Gruppe I	6	x	32,39	50,98	42,33	41,91	39,75
(Abb. 6, normal; Abb. 14)		sx	± 12,34	± 14,71	± 22,88	± 36,18	± 21,67
Gruppe II	8	x	32,68	54,75	70,58	74,84	63,50
(Abb. 14)		sx	± 11,63	± 21,79	± 34,01	± 36,53	± 26,62
Gruppe III	7	x	32,14	46,65	61,17	57,02	62,72
(Abb. 14)		sx	± 7,00	± 13,34	± 18,01	± 20,97	± 28,82
Gruppe IV	3	x	22,46	42,33	43,20	57,02	76,69
(Abb. 14)		sx	± 3,96	± 17,25	± 15,83	± 20,75	± 37,00

Tabelle 14. Pyruvat (nmol/g) im gesunden Myokard während normothermer und hypothermer Ischämie sowie normothermer und hypothermer Magnesium-Aspartat-Procain-Kardioplegie. Zeichenerklärung wie Tabelle 7

	n		5'	20'	40'	60'	80'
Gruppe I	3	x	43,82	56,76	46,46	59,23	43,26
(Abb. 7, normal; Abb. 15)		sx	± 5,74	± 13,68	± 3,40	± 16,50	± 7,80
Gruppe II	6	x	46,63	49,92	52,96	51,87	66,59
(Abb. 15)		sx	± 12,94	± 11,23	± 12,94	± 19,54	± 26,65
Gruppe III	4	x	17,46	33,03	30,46	18,83	29,64
(Abb. 15)		sx	± 2,97	± 18,19	± 15,05	± 2,42	± 14,27
Gruppe IV	6	x	31,82	33,80	56,87	53,69	76,47
(Abb. 15)		sx	± 7,05	± 15,17	± 8,90	± 11,18	± 49,27

5. Stoffwechselparameter im *hypertrophierten Myokard* während normothermer Magnesium-Aspartat-Procain-Kardioplegie, hypothermer Ischämie (25 °C) und hypothermer Magnesium-Aspartat-Procain-Kardioplegie

Hypertrophiertes Myokard, 37 °C, Magnesium-Aspartat-Procain-Kardioplegie. Der ATP-Gehalt fiel im hypertrophierten Myokard während normothermer Magnesium-Aspartat-Procain-Kardioplegie innerhalb von 20 Minuten von 2,86 ± 0,55 auf 2,02 ± 0,42 μmol/g (70% des Ausgangswertes), so daß die Grenze der praktischen Wiederbelebungszeit bereits nach dieser Zeitspanne erreicht war. Im Vergleich zur reinen Ischämie konnte kein signifikanter kardioplegischer Effekt auf das Energiedefizit nachgewiesen werden. Der Laktat-Gehalt erhöhte sich innerhalb 80 Minuten von 6,49 ± 3,30 auf 15,19 ± 3,59 μmol/g und erreichte damit die gleichen Werte wie im rein ischämisch stillgelegten Myokard. Auch hier konnte kein signifikanter Unterschied zur reinen Ischämie festgestellt werden. Auch die Abnahme des Glukose-Gehaltes von 2,01 ± 2,01 auf 0,03 ± 0,07 μmol/g nach 60 Minuten zeigte kein signifikant unterschiedliches Verhalten zur reinen Ischämie. Glukose-6-phosphat erhöhte sich von 162,37 ± 55,12 auf 561,79 ± 136,85 nmol/g und zeigte damit die gleiche Kumulationstendenz wie im ischämischen Myokard. Ebenso häufte sich Fruktose-6-phosphat von 16,87 ± 16,32 auf 63,93 ± 18,64 nmol/g an. Fruktose-1,6-diphosphat erhöhte sich während der ersten 20 Minuten von 74,42 ± 38,44 auf 95,23 ± 6,12 nmol/g, fiel dann jedoch progredient auf 42,01 ± 27,62 nmol/g ab. Auch hier zeigte sich kein signifikant unterschiedliches Verhalten zur reinen Ischämie. Das Verhalten der myokardialen Dihydroxyacetonphosphat- und Pyruvat-Konzentrationen war während reiner Ischämie und Magnesium-Aspartat-Procain-Kardioplegie identisch.

Hypertrophiertes Myokard, 25 °C, reine Ischämie. Während des hypothermen ischämischen Herzstillstandes fiel im hypertrophierten Myokard der ATP-Gehalt von 3,37 ± 0,68 μmol/g innerhalb 20 Minuten auf 2,39 ± 0,39 μmol/g (70% des ATP-Ausgangswertes). Der Eintritt des ATP-Defizites war gegenüber der normothermen Ischämie signifikant verlangsamt. Laktat erhöhte sich innerhalb 80 Minuten von 5,26 ± 2,59 auf 13,96 ± 1,59 μmol/g. Auch hier konnte ein signifikant langsamerer Konzentrationsanstieg des Laktat gegenüber der normothermen reinen Ischämie nachgewiesen werden. Die Glukose-Einzelwerte unterlagen erheblichen Streuungen. Daher konnte der im Diagramm ersichtliche verlangsamte Glukose-Abbau statistisch nicht gesichert werden. Glukose-6-phosphat und Fruktose-6-phosphat zeigte mit einem Anstieg von 203,84 ± 129,63 auf 433,21 ± 215,23 nmol/g bzw. 35,85 ± 18,50 auf 66,30 ± 48,72 nmol/g eine langsamere Kumulationstendenz als in normothermer Ischämie. Der Gehalt an Fruktose-1,6-diphosphat verminderte sich ohne signifikanten Unterschied zur reinen Ischämie oder Magnesium-Aspartat-Kardioplegie von 75,63 ± 18,70 auf 55,34 ± 17,77 nmol/g nach 80 Minuten. Ebenso war bei Dihydroxyacetonphosphat und Pyruvat kein signifikant unterschiedliches Verhalten zur reinen Ischämie und normothermen Magnesium-Aspartat-Kardioplegie nachzuweisen.

Hypertrophiertes Myokard, 25 °C, Magnesium-Aspartat-Procain-Kardioplegie. Wie im normalen Myokard war der langsamste ATP-Abfall bei der hypothermen Kardioplegie mit Magnesium-Aspartat-Procain nachzuweisen. Nach 60 Minuten wurden mit 2,68 ± 0,63 μmol/g noch 80% und nach 80 Minuten mit 2,16 ± 0,79 noch 64% des ATP-Ausgangswertes gemessen. Die kritische ATP-Grenze von 70% des Ausgangswertes wurde somit bei etwa 70 Minuten unterschritten. Das Auftreten des Energiedefizites war bei diesem kardioplegischen Verfahren im Vergleich zur hypothermen Ischämie und normothermen Magnesium-Aspartat-Kardioplegie signifikant verlangsamt. Der Laktat-Gehalt erhöhte sich nach 80 Minuten von 6,36 ± 2,54 auf 11,12 ± 2,77 μmol/g. Auch dieses langsame Ansteigen des Laktat-Spiegels war signifikant von den in Normo- und Hypothermie gemessenen Werten verschieden. Der Glukose-Gehalt nahm wie bei reiner Hypothermie innerhalb 80 Minuten von 5,82 ± 2,04 progredient auf 2,87 ± 2,40 μmol/g ab. Die Anhäufung von Glukose-6-phosphat und Fruktose-6-phosphat erfolgte während der ersten 20 Minuten geringfügig langsamer, erreichte aber nach 80 Minuten die gleichen Werte wie in reiner Hypothermie und bei der normothermen Magnesium-Aspartat-Kardioplegie. Auch der Fruktose-1,6-diphosphat-Gehalt, der erheblichen Streuungen der Einzelwerte unterlag, verringerte sich wie bei den anderen kardioplegischen Verfahren von 87,36 ± 27,92 auf 67,97 ± 22,3 nmol/g. Ebenso war am Konzentrationsverhalten des Dihydroxyacetonphosphat und des Pyruvat im Vergleich zur normothermen und hypothermen Ischämie kein signifikanter Unterschied nachzuweisen.

Zusammenfassung. Während der normothermen und hypothermen Magnesium-Aspartat-Procain-Kardioplegie sowie der rein hypothermen Ischämie zeigten sich im hypertrophierten Myokard folgende metabolischen Unterschiede (Abb. 16–23):

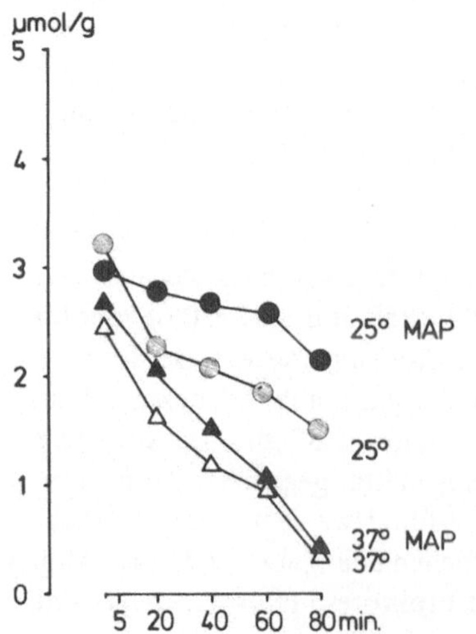

Abb. 16. Verhalten des ATP-Gehaltes im hypertrophierten Myokard bei normothermer und hypothermer Ischämie sowie normothermer und hypothermer Magnesium-Aspartat-Procain-Kardioplegie (vgl. Tabelle 15)

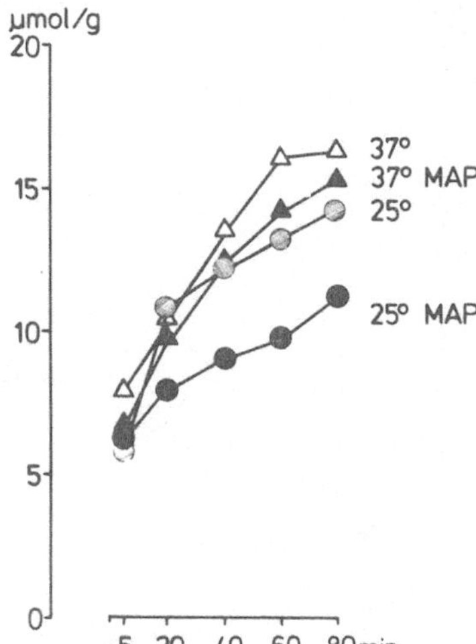

Abb. 17. Verhalten des Laktat im hypertrophierten Myokard bei normothermer und hypothermer Ischämie sowie normothermer und hypothermer Magnesium-Aspartat-Procain-Kardioplegie (vgl. Tabelle 16)

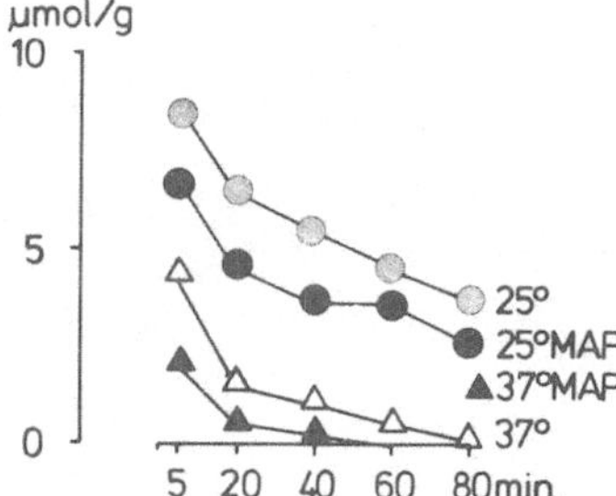

Abb. 18. Verhalten der Glukose im hypertrophierten Myokard bei normothermer und hypothermer Ischämie sowie normothermer und hypothermer Magnesium-Aspartat-Procain-Kardioplegie (vgl. Tabelle 17)

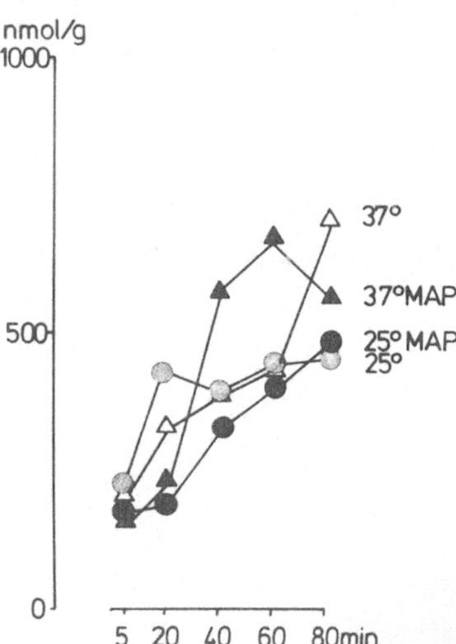

Abb. 19. Verhalten von Glukose-6-phosphat im hypertrophierten Myokard bei normothermer und hypothermer Ischämie sowie normothermer und hypothermer Magnesium-Aspartat-Procain-Kardioplegie (vgl. Tabelle 18)

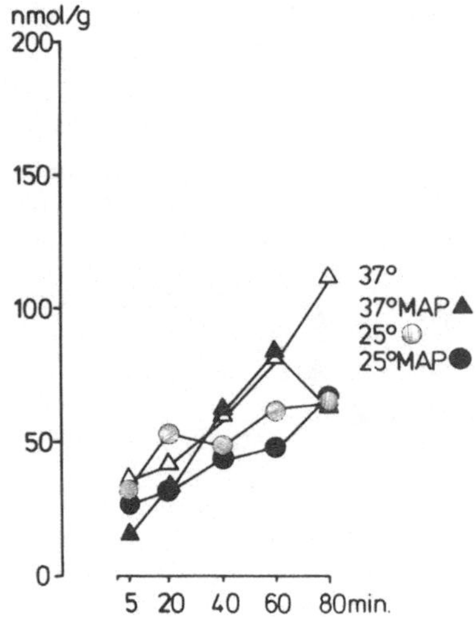

Abb. 20. Verhalten von Fruktose-6-phosphat im hypertrophierten Myokard bei normothermer und hypothermer Ischämie sowie normothermer und hypothermer Magnesium-Aspartat-Procain-Kardioplegie (vgl. Tabelle 19)

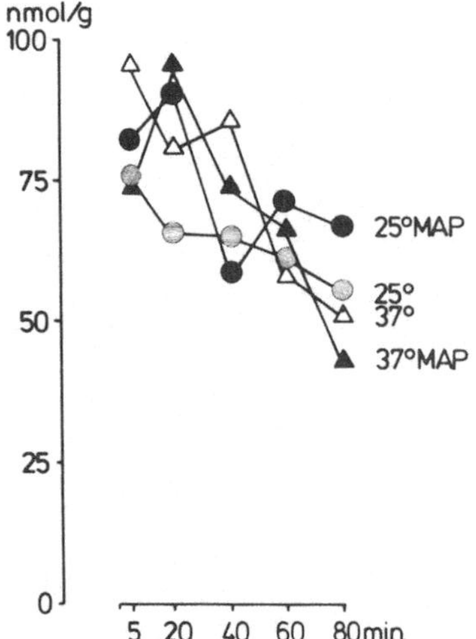

Abb. 21. Verhalten von Fruktose-1,6-diphosphat im hypertrophierten Myokard bei normothermer und hypothermer Ischämie sowie normothermer und hypothermer Magnesium-Aspartat-Procain-Kardioplegie (vgl. Tabelle 20)

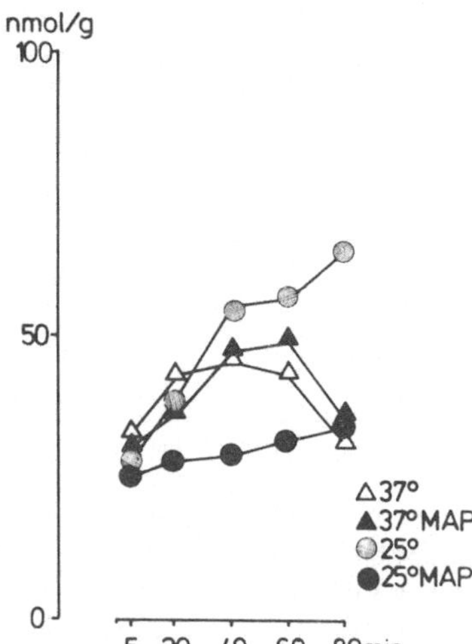

Abb. 22. Verhalten von Dihydroxyacetonphosphat im hypertrophierten Myokard bei normothermer und hypothermer Ischämie sowie normothermer und hypothermer Magnesium-Aspartat-Procain-Kardioplegie (vgl. Tabelle 21)

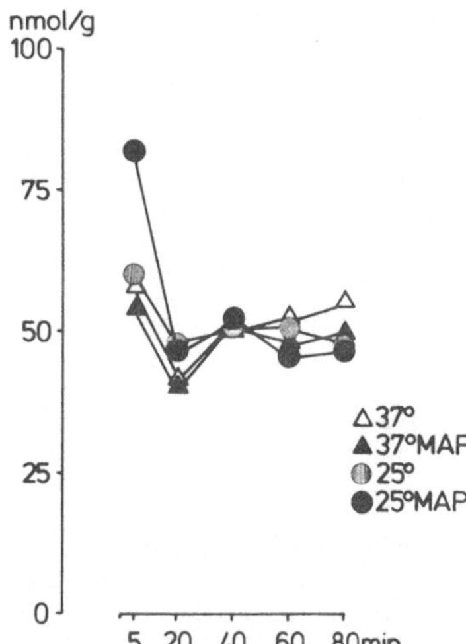

Abb. 23. Verhalten von Pyruvat im hypertrophierten Myokard bei normothermer und hypothermer Ischämie sowie normothermer und hypothermer Magnesium-Aspartat-Procain-Kardioplegie (vgl. Tabelle 22)

Der günstige kardioplegische Effekt des Magnesium-Aspartat-Procain am normalen Herzen konnte im hypertrophierten Myokard nicht bestätigt werden. In Normothermie hatte Magnesium-Aspartat-Procain keinen signifikanten Einfluß auf die Entwicklung des myokardialen ATP-Defizites. Erst die Kombination von Hypothermie (25 °C) und Magnesium-Aspartat-Procain-Kardioplegie führte zum signifikant langsameren ATP-Abfall. Auch der Laktat-Anstieg konnte erst bei dieser Methode eindeutig verzögert werden.

Wie beim normalen Myokard zeigten die metabolischen Zwischenstufen der Glykolyse ein uniformes Verhalten, ohne daß sich statistische Unterschiede zwischen den einzelnen kardioplegischen Verfahren nachweisen ließen. Ein spezifischer Einfluß auf die Zwischenstufen der Glykolyse durch Magnesium-Aspartat-Procain konnte nicht nachgewiesen werden.

Aufgrund dieser Befunde kann dem Magnesium-Aspartat-Procain am hypertrophierten Ventrikel in Normothermie kein kardioplegischer Effekt zugeschrieben werden. Dieser wird erst dann signifikant deutlich, wenn das Myokard zusätzlich auf 25 °C abgekühlt wird.

Tabelle 15. ATP-Gehalt (μmol/g) im hypertrophierten Myokard während normothermer und hypothermer Ischämie sowie normothermer und hypothermer Magnesium-Aspartat-Procain-Kardioplegie

	n		5′	20′	40′	60′	80′
Gruppe V (Abb. 2,	9	x	2,73	1,72	1,13	0,77	0,37
Hypertrophie; Abb. 16)		sx	± 0,81	± 0,30	± 0,27	± 0,17	± 0,17
Gruppe VI	10	x	2,86	2,02	1,64	1,09	0,48
(Abb. 16)		sx	± 0,55	± 0,42	± 0,50	± 0,42	± 0,24
Gruppe VII	7	x	3,37	2,39	2,13	1,94	1,56
(Abb. 16)		sx	± 0,68	± 0,39	± 0,52	± 0,36	± 0,53
Gruppe VIII	8	x	3,34	2,77	2,78	2,68	2,16
(Abb. 16)		sx	± 0,59	± 0,42	± 0,59	± 0,63	± 0,79

x	= Mittelwert
sx	= mittlerer Fehler des Mittelwertes
Gruppe V	= Hypertrophie, 37 °C
Gruppe VI	= Hypertrophie, 37 °C MAP
Gruppe VII	= Hypertrophie, 25 °C
Gruppe VIII	= Hypertrophie, 25 °C MAP

Tabelle 16. Laktat-Gehalt (μmol/g) im hypertrophierten Myokard während normothermer und hypothermer Ischämie sowie normothermer und hypothermer Magnesium-Aspartat-Procain-Kardioplegie.
Zeichenerklärung wie Tabelle 15

	n		5′	20′	40′	60′	80′
Gruppe V (Abb. 3,	9	x	7,28	10,48	13,98	15,87	16,62
Hypertrophie, Abb. 17)		sx	± 3,07	± 3,14	± 3,85	± 4,28	± 4,63
Gruppe VI	10	x	6,49	9,65	12,16	14,72	15,19
(Abb. 17)		sx	± 3,30	± 3,77	± 2,59	± 4,16	± 3,59
Gruppe VII	7	x	5,26	10,62	12,00	13,00	13,96
(Abb. 17)		sx	± 2,59	± 1,59	± 1,92	± 1,53	± 1,59
Gruppe VIII	8	x	6,36	7,72	8,66	9,84	11,12
(Abb. 17)		sx	± 2,54	± 2,04	± 2,56	± 2,47	± 2,77

Tabelle 17. Glukose-Gehalt (μmol/g) im hypertrophierten Myokard während normothermer und hypothermer Ischämie sowie normothermer und hypothermer Magnesium-Aspartat-Procain-Kardioplegie.
Zeichenerklärung wie Tabelle 15

	n		5′	20′	40′	60′	80′
Gruppe V (Abb. 4,	9	x	4,34	1,52	1,06	0,54	0,19
Hypertrophie; Abb. 18)		sx	± 2,64	± 1,91	± 1,20	± 0,73	± 0,33
Gruppe VI	9	x	2,01	0,54	0,20	0,03	0,004
(Abb. 18)		sx	± 2,01	± 0,97	± 0,60	± 0,07	± 0,001
Gruppe VII	7	x	8,58	6,51	5,79	4,79	3,91
(Abb. 18)		sx	± 2,32	± 2,28	± 2,49	± 2,07	± 2,29
Gruppe VIII	8	x	5,82	4,68	3,99	3,89	2,87
(Abb. 18)		sx	± 2,04	± 2,94	± 2,74	± 2,67	± 2,40

Tabelle 18. Glukose-6-phosphat (nmol/g) im hypertrophierten Myokard während normothermer und hypothermer Ischämie sowie normothermer und hypothermer Magnesium-Aspartat-Procain-Kardioplegie Zeichenerklärung wie Tabelle 15

	n		5′	20′	40′	60′	80′
Gruppe V	4	x	206,51	339,21	391,32	435,15	711,48
(Abb. 19)		sx	± 111,73	± 100,20	± 149,86	± 200,40	± 468,95
Gruppe VI	2	x	162,37	235,30	595,39	686,78	561,79
(Abb. 19)		sx	± 55,12	± 252,64	± 401,04	± 374,43	± 136,85
Gruppe VII	7	x	203,84	423,65	397,28	432,33	433,21
(Abb. 19)		sx	± 129,63	± 91,86	± 207,09	± 226,49	± 215,23
Gruppe VIII	8	x	181,62	190,96	323,96	400,95	496,90
(Abb. 19)		sx	± 59,08	± 70,75	± 124,83	± 148,57	± 173,41

Tabelle 19. Fruktose-6-phosphat (nmol/g) im hypertrophierten Myokard während normothermer und hypothermer Ischämie sowie normothermer und hypothermer Magnesium-Aspartat-Procain-Kardioplegie. Zeichenerklärung wie Tabelle 15

	n		5′	20′	40′	60′	80′
Gruppe V	4	x	37,96	43,39	59,61	81,25	112,63
(Abb. 20)		sx	± 9,07	± 15,43	± 26,46	± 39,48	± 90,82
Gruppe VI	4	x	16,87	33,30	63,93	83,91	63,93
(Abb. 20)		sx	± 16,32	± 33,30	± 37,29	± 43,95	± 18,64
Gruppe VII	7	x	35,85	52,68	49,72	63,01	66,30
(Abb. 20)		sx	± 18,50	± 22,20	± 15,92	± 36,91	± 48,72
Gruppe VIII	8	x	28,88	32,57	44,87	46,67	67,18
(Abb. 20)		sx	± 9,88	± 25,20	± 27,19	± 13,84	± 40,40

Tabelle 20. Fruktose-1,6-diphosphat (nmol/g) im hypertrophierten Myokard während normothermer und hypothermer Ischämie sowie normothermer und hypothermer Magnesium-Aspartat-Procain-Kardioplegie. Zeichenerklärung wie Tabelle 15

	n		5′	20′	40′	60′	80′
Gruppe V (Abb. 5,	7	x	95,19	81,22	86,06	57,67	50,38
Hypertrophie, Abb. 21)		sx	± 13,42	± 18,52	± 19,02	± 11,54	± 25,46
Gruppe VI	8	x	74,42	95,23	73,59	66,93	42,01
(Abb. 21)		sx	± 38,44	± 6,12	± 25,06	± 39,86	± 27,62
Gruppe VII	7	x	75,63	66,36	66,06	62,58	55,34
(Abb. 21)		sx	± 18,70	± 26,81	± 30,65	± 24,02	± 17,77
Gruppe VIII	8	x	87,36	90,62	58,35	71,53	67,97
(Abb. 21)		sx	± 27,92	± 29,54	± 17,97	± 32,05	± 22,93

Tabelle 21. Dihydroxyacetonphosphat (nmol/g) im hypertrophierten Myokard während normothermer und hypothermer Ischämie sowie normothermer und hypothermer Magnesium-Aspartat-Procain-Kardioplegie. Zeichenerklärung wie Tabelle 15

	n		5'	20'	40'	60'	80'
Gruppe V (Abb. 6,	7	x	34,43	44,80	47,76	44,06	37,39
Hypertrophie; Abb. 22)		sx	± 12,03	± 13,10	± 9,56	± 19,51	± 14,72
Gruppe VI	7	x	32,21	37,40	48,50	50,36	35,99
(Abb. 22)		sx	± 9,56	± 21,41	± 18,19	± 31,56	± 24,99
Gruppe VII	7	x	29,48	39,85	55,40	57,99	65,35
(Abb. 22)		sx	± 10,54	± 16,90	± 52,20	± 46,98	± 39,11
Gruppe VIII	8	x	25,92	28,42	29,07	31,92	33,32
(Abb. 22)		sx	± 4,79	± 6,00	± 9,66	± 8,10	± 9,09

Tabelle 22. Pyruvat (nmol/g) im hypertrophierten Myokard während normothermer und hypothermer Ischämie sowie normothermer und hypothermer Magnesium-Aspartat-Procain-Kardioplegie. Zeichenerklärung wie Tabelle 15

	n		5'	20'	40'	60'	80'
Gruppe V (Abb. 7,	8	x	58,72	42,43	50,51	52,54	55,33
Hypertrophie; Abb. 23)		sx	± 16,96	± 6,45	± 5,76	± 10,42	± 14,99
Gruppe VI	8	x	54,78	41,74	52,41	48,24	49,87
(Abb. 23)		sx	± 23,33	± 11,97	± 16,00	± 10,07	± 13,94
Gruppe VII	5	x	60,45	48,87	51,76	50,68	47,78
(Abb. 23)		sx	± 26,40	± 13,17	± 8,92	± 20,75	± 19,76
Gruppe VIII	5	x	82,89	49,59	52,79	46,69	48,50
(Abb. 23)		sx	± 50,78	± 33,31	± 29,28	± 25,70	± 24,99

6. Stoffwechselparameter im *hypertrophierten Myokard* während normothermer und hypothermer Magnesium-Kalium-Aspartat-Infusionskardioplegie mit der Lösung LK 352

Hypertrophiertes Myokard, 37 °C, LK 352. Der ATP-Gehalt fiel während normothermer Infusionskardioplegie mit der Lösung LK 352 innerhalb von 20 Minuten von $3,13 \pm 0,56$ auf $2,38 \pm 0,43$ μmol/g (76% des Ausgangswertes). Nach 60 und 80 Minuten waren praktisch die gleichen Werte erreicht wie in normothermer Ischämie. Eine signifikante Verlangsamung des ATP-Abfalls gegenüber reiner Ischämie konnte nicht nachgewiesen werden. Der Laktat-Gehalt stieg von $4,10 \pm 0,51$ nach 80 Minuten auf $13,52 \pm 1,01$ μmol/g. Auch hier konnte wie bei der normothermen Magnesium-Aspartat-Kardioplegie kein signifikanter Unterschied im Laktat-Anstieg zur reinen Ischämie nachgewiesen werden. Der myokardiale Glukose-Gehalt verminderte sich von $9,42 \pm 3,63$ auf $3,49 \pm 2,52$ μmol/g, ohne daß ein signifikant unterschiedliches Verhalten zur normothermen Ischämie nachzuweisen war. Ebenso war kein signifikant unterschiedliches Verhalten im Konzentrationsanstieg von Glukose-6-phosphat und Fruktose-6-phosphat im Vergleich zur normothermen Ischämie festzustellen. Der Gehalt an Fruktose-1,6-diphosphat verringerte sich innerhalb 80 Minuten um 50% von $95,45 \pm 28,76$ auf $48,25 \pm 27,08$ nmol/g und zeigte damit die gleiche Konzentrationsabnahme wie im rein ischämisch stillgelegten Myokard. Dihydroxyacetonphosphat erhöhte sich von $32,13 \pm 14,61$ innerhalb 40 Minuten auf $66,21 \pm 13,74$ und erreichte damit höhere Konzentrationen als bei der reinen Ischämie. Der Pyruvat-Gehalt blieb dagegen wie bei reiner Ischämie während der gesamten Beobachtungszeit konstant.

Hypertrophiertes Myokard, 15 °C, LK 352. Während der hypothermen Infusionskardioplegie
fiel der ATP-Gehalt von 3,64 ± 0,48 nach 80 Minuten auf 2,38 ± 0,32 μmol/g (65% des Ausgangswertes). Das Auftreten des ATP-Defizites war bei dieser kardioplegischen Methode signifikant langsamer als bei reiner normothermer Ischämie und bei reiner hypothermer (25 °C)
Ischämie. Dagegen konnte kein signifikanter Unterschied zur hypothermen Magnesium-Aspartat-Procain-Kardioplegie festgestellt werden. Der Laktat-Gehalt erhöhte sich nach 80 Minuten von 3,25 ± 1,55 auf 10,54 ± 2,65 μmol/g und lag damit signifikant unter den bei reiner Ischämie gemessenen Werten. Beim Vergleich mit der hypothermen Magnesium-Aspartat-
Procain-Kardioplegie ergab sich jedoch kein signifikanter Unterschied. Der Glukose-Gehalt
fiel von 7,03 ± 1,02 auf 4,46 ± 1,68 μmol/g, ohne daß sich ein signifikanter Unterschied zur
normothermen Infusionskardioplegie oder reinen Normothermie ergab. Glukose-6-phosphat
akkumulierte von 178,76 ± 100,19 auf 913,00 ± 3,73 ± 13 nmol/g. Ein eindeutiger Unterschied zur normothermen Ischämie und normothermen Infusionskardioplegie konnte nicht
nachgewiesen werden. Der Fruktose-6-phosphat-Gehalt erhöhte sich von 23,97 ± 10,65 auf
76,19 ± 13,26 nmol/g ohne signifikanten Unterschied zur normothermen Ischämie. Der Gehalt an Fruktose-1,6-diphosphat nahm während 80 Minuten von 92,00 ± 27,07 nur geringfügig auf 84,54 ± 11,61 nmol/g ab. Diese Konzentrationsabnahme war im Vergleich zur
normothermen Ischämie und normothermen Infusionskardioplegie signifikant verlangsamt.
Dihydroxyacetonphosphat stieg während 80 Minuten von 23,32 ± 7,55 progredient auf
75,68 ± 27,57 nmol/g an. Damit zeichnete sich eine Verlangsamung der DAP-Anhäufung ab,
die jedoch statistisch nicht gesichert werden konnte. Pyruvat blieb annähernd konstant und
zeigte im Vergleich zu den anderen kardioplegischen Verfahren kein unterschiedliches Verhalten.

Zusammenfassung. Im hypertrophierten Myokard fanden sich während normothermer und
hypothermer Infusionskardioplegie mit der Lösung LK 352 (Kalium-Magnesium-Aspartat)
folgende Unterschiede (Abb. 24–31):

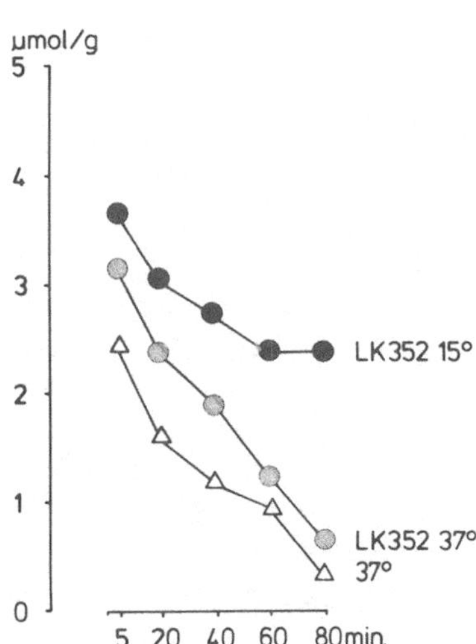

Abb. 24. Verhalten des ATP-Gehaltes im hypertrophierten Myokard bei normothermer Ischämie sowie normothermer und hypothermer Infusionskardioplegie (vgl. Tabelle 23)

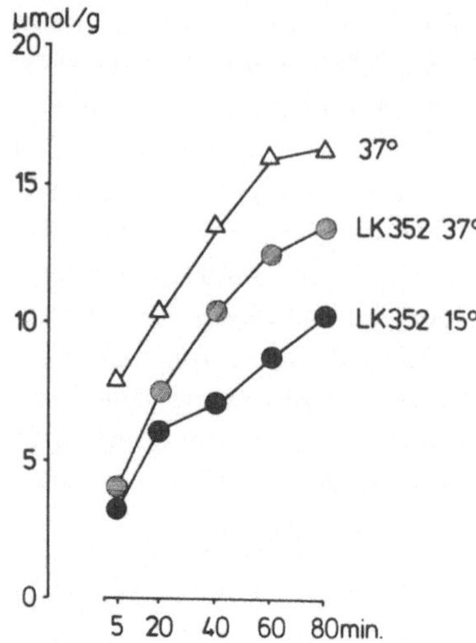

Abb. 25. Verhalten des Laktat-Gehaltes im hypertrophierten Myokard bei normothermer Ischämie sowie normothermer und hypothermer Infusionskardioplegie (vgl. Tabelle 24)

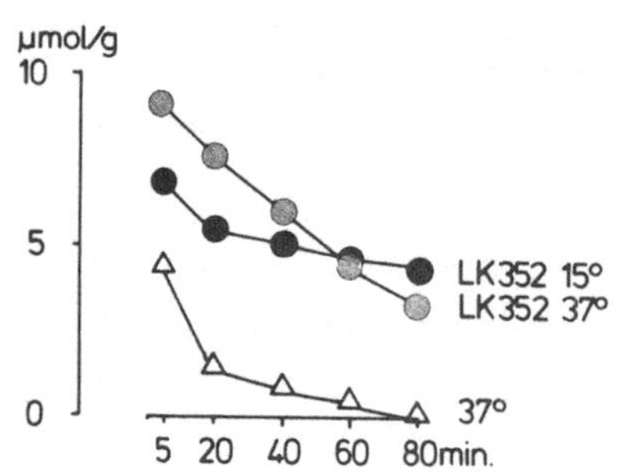

Abb. 26. Verhalten des Glukose-Gehaltes im hypertrophierten Myokard bei normothermer Ischämie sowie normothermer und hypothermer Infusionskardioplegie (vgl. Tabelle 25)

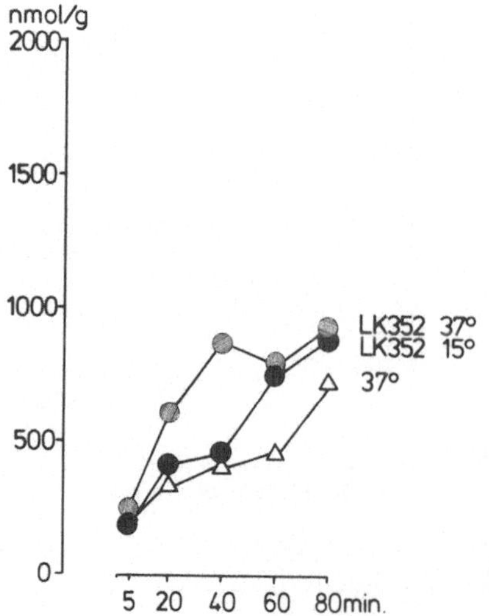

Abb. 27. Verhalten von Glukose-6-phosphat im hypertrophierten Myokard bei normothermer Ischämie sowie normothermer und hypothermer Infusionskardioplegie (vgl. Tabelle 26)

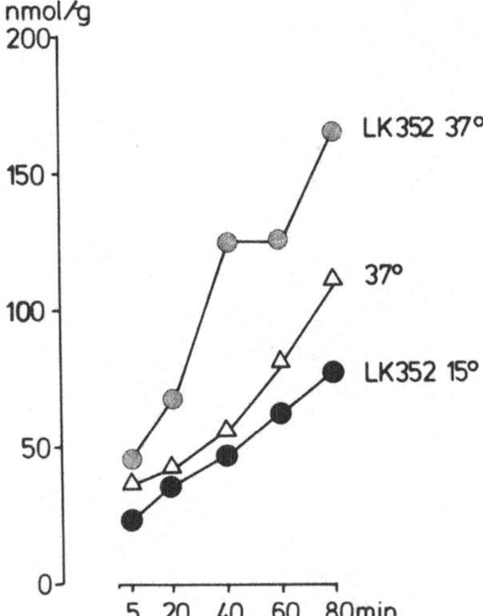

Abb. 28. Verhalten von Fruktose-6-phosphat im hypertrophierten Myokard bei normothermer Ischämie sowie normothermer und hypothermer Infusionskardioplegie (vgl. Tabelle 27)

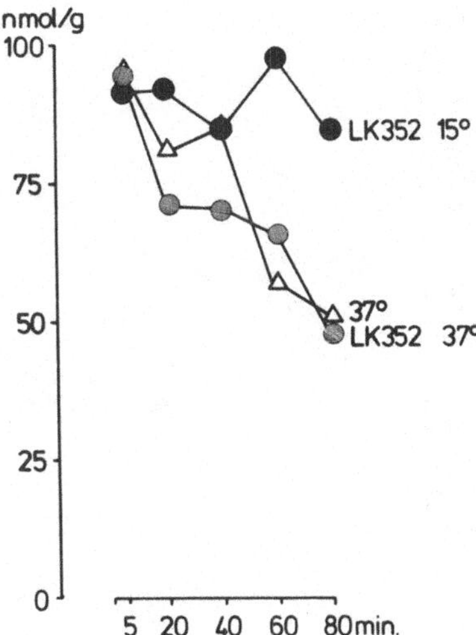

Abb. 29. Verhalten von Fruktose-1,6-diphosphat im hypertrophierten Myokard bei normothermer Ischämie sowie normothermer und hypothermer Infusionskardioplegie (vgl. Tabelle 28)

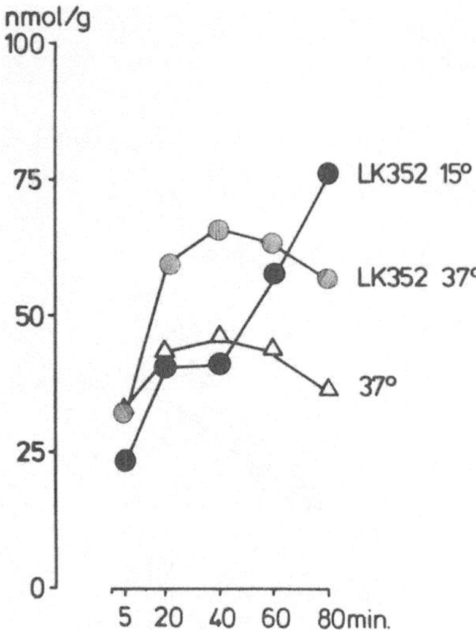

Abb. 30. Verhalten von DAP im hypertrophierten Myokard bei normothermer Ischämie sowie normothermer und hypothermer Infusionskardioplegie (vgl. Tabelle 29)

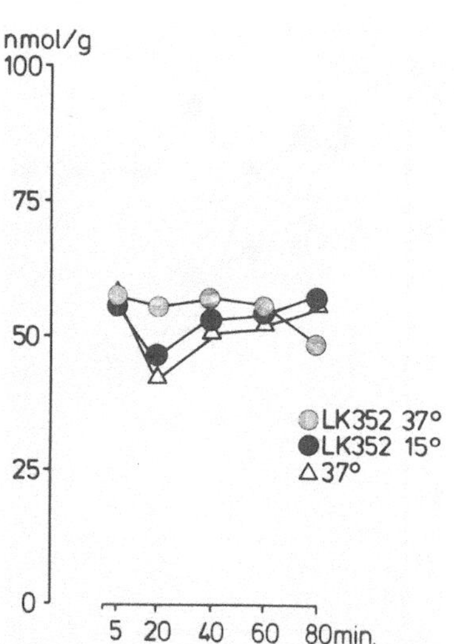

Abb. 31. Verhalten von Pyruvat im hypertrophierten Myokard bei normothermer Ischämie sowie normothermer und hypothermer Infusionskardioplegie (vgl. Tabelle 30)

Auch die normotherme Infusionskardioplegie hatte keinen signifikanten Einfluß auf die Entwicklung des myokardialen ATP-Defizites bei Ventrikelhypertrophie. Erst bei zusätzlicher Abkühlung des Myokards auf 15 °C konnte ein eindeutiger kardioplegischer Effekt nachgewiesen werden. Dieser war dann signifikant günstiger als die reine hypotherme Ischämie bei 25 °C, zeigte jedoch keinen signifikanten Unterschied zur hypothermen Magnesium-Aspartat-Procain-Kardioplegie. Die hypotherme Infusionskardioplegie hatte eindeutige Auswirkungen auf die Glykolyse. Die Laktat-Ausgangswerte lagen deutlich niedriger als bei den während Magnesium-Aspartat-Kardioplegie gemessenen Werten und erreichten erst nach 80 Minuten einen Wert von 10,54 ± 2,65 μmol/g. Die Anhäufung von Fruktose-6-phosphat erfolgte, wenn auch statistisch nicht gesichert, langsamer. Die Konzentrationsabnahme von Fruktose-1,6-diphosphat war jedoch signifikant verzögert.

Tabelle 23. ATP-Gehalt (μmol/g) im hypertrophierten Myokard während normothermer und hypothermer Infusionskardioplegie mit Magnesium-Kalium-Aspartat (LK 352)

	n		5′	20′	40′	60′	80′
Gruppe IX	6	x	3,64	3,09	2,74	2,26	2,38
(Abb. 24)		sx	± 0,48	± 0,54	± 0,66	± 0,68	± 0,32
Gruppe X	6	x	3,13	2,38	1,90	1,26	0,64
(Abb. 24)		sx	± 0,56	± 0,43	± 0,19	± 0,52	± 0,41

x = Mittelwert
sx = mittlerer Fehler des Mittelwertes
Gruppe IX = Hypertrophie, 15°, LK 352
Gruppe X = Hypertrophie, 37°, LK 352

Tabelle 24. Laktat-Gehalt (μmol/g) im hypertrophierten Myokard während normothermer und hypothermer Infusionskardioplegie mit Magnesium-Kalium-Aspartat (LK 352). Zeichenerklärung wie Tabelle 23

	n		5′	20′	40′	60′	80′
Gruppe IX	6	x	3,25	5,98	7,06	8,93	10,54
(Abb. 25)		sx	± 1,55	± 2,41	± 2,20	± 2,28	± 2,65
Gruppe X	6	x	4,10	7,42	10,56	12,69	13,52
(Abb. 25)		sx	± 0,51	± 0,84	± 0,19	± 1,09	± 1,01

Tabelle 25. Glukose-Gehalt (μmol/g) im hypertrophierten Myokard während normothermer und hypothermer Infusionskardioplegie mit Magnesium-Kalium-Aspartat (LK 352). Zeichenerklärung wie Tabelle 23

	n		5′	20′	40′	60′	80′
Gruppe IX	6	x	7,03	5,64	5,25	4,73	4,46
(Abb. 26)		sx	± 1,02	± 1,50	± 2,00	± 1,58	± 1,68
Gruppe X	6	x	9,42	7,88	6,28	4,78	3,49
(Abb. 26)		sx	± 3,63	± 2,59	± 2,79	± 2,37	± 2,52

Tabelle 26. Glukose-6-phosphat (nmol/g) im hypertrophierten Myokard während normothermer und hypothermer Infusionskardioplegie mit Magnesium-Kalium-Aspartat (LK 352). Zeichenerklärung wie Tabelle 23

	n		5′	20′	40′	60′	80′
Gruppe IX	6	x	178,76	422,92	464,57	787,58	913,00
(Abb. 27)		sx	± 100,19	± 386,37	± 284,29	± 478,09	± 373,13
Gruppe X	5	x	222,49	613,02	881,01	787,30	902,80
(Abb. 27)		sx	± 153,36	± 207,94	± 194,13	± 182,86	± 265,45

Tabelle 27. Fruktose-6-phosphat (nmol/g) im hypertrophierten Myokard während normothermer und hypothermer Infusionskardioplegie mit Magnesium-Kalium-Aspartat (LK 352). Zeichenerklärung wie Tabelle 23

	n		5′	20′	40′	60′	80′
Gruppe IX	5	x	23,97	35,69	47,41	63,93	76,19
(Abb. 28)		sx	± 10,65	± 12,43	± 16,13	± 12,49	± 13,26
Gruppe X	4	x	46,62	69,93	125,87	125,87	167,83
(Abb. 28)		sx	± 11,81	± 14,81	± 35,63	± 41,40	± 60,16

Tabelle 28. Fruktose-1,6-diphosphat (nmol/g) im hypertrophierten Myokard während normothermer und hypothermer Infusionskardioplegie mit Magnesium Kalium-Aspartat (LK 352). Zeichenerklärung wie Tabelle 23

	n		5′	20′	40′	60′	80′
Gruppe IX	6	x	92,00	93,44	85,84	98,01	84,54
(Abb. 29)		sx	± 27,07	± 21,01	± 25,45	± 11,20	± 11,61
Gruppe X	5	x	95,45	70,67	70,67	67,45	48,25
(Abb. 29)		sx	± 28,76	± 27,92	± 27,59	± 40,24	± 27,08

Tabelle 29. Dihydroxyacetonphosphat (nmol/g) im hypertrophierten Myokard während normothermer und hypothermer Infusionskardioplegie mit Magnesium-Kalium-Aspartat (LK 352). Zeichenerklärung wie Tabelle 23

	n		5′	20′	40′	60′	80′
Gruppe IX	5	x	23,32	41,47	40,95	59,61	75,68
(Abb. 30)		sx	± 7,55	± 18,23	± 11,21	± 16,69	± 27,57
Gruppe X	5	x	32,13	60,65	66,21	64,80	57,02
(Abb. 30)		sx	± 14,61	± 18,74	± 13,74	± 10,36	± 25,12

Tabelle 30. Pyruvat (nmol/g) im hypertrophierten Myokard während normothermer und hypothermer Infusionskardioplegie mit Magnesium-Kalium-Aspartat (LK 352). Zeichenerklärung wie Tabelle 23

	n		5′	20′	40′	60′	80′
Gruppe IX	6	x	55,52	47,89	53,69	54,60	57,01
(Abb. 31)		sx	± 24,48	± 9,29	± 24,30	± 11,91	± 12,98
Gruppe X	6	x	57,19	56,47	57,55	55,02	47,42
(Abb. 31)		sx	± 23,99	± 22,94	± 26,95	± 17,48	± 20,88

7. ATP- und Laktat-Gehalt im *menschlichen Papillarmuskel* während hypothermer Magnesium-Aspartat-Procain-Kardioplegie (25 ˇC) und hypothermer Infusionskardioplegie mit der kardioplegischen Lösung LK 352 (20 °C)

7.1. Hypotherme Magnesium-Aspartat-Procain-Kardioplegie (Tabelle 31)

In den Papillarmuskeln wurde ein ATP-Ausgangswert von 3,44 ± 0,45 μmol/g gemessen. Er fiel nach 60 Minuten auf 3,05 ± 0,56 μmol/g und nach 75 Minuten auf 2,44 ± 0,14 μmol/g

Tabelle 31. ATP (μmol/g) und Laktat (μmol/g) im menschlichen Papillarmuskel während hypothermer Kardioplegie mit

		Magnesium-Aspartat-Procain			LK 352		
		5–10′	60′	75′	5–10′	60′	90′
		n = 12	n = 9	n = 3	n = 12	n = 6	n = 6
ATP	x	3,44	3,05	2,44	3,51	3,24	3,03
(Abb. 32)	sx	0,45	0,56	0,14	1,01	0,32	0,39
Lactat	x	6,11	13,35	14,20	3,90	7,63	10,21
(Abb. 33)	sx	1,86	3,46	2,40	2,0	1,30	2,21

x = Mittelwert
sx = mittlerer Fehler des Mittelwertes

(71% des Ausgangswertes) ab. Damit war die kritische Grenze der praktischen Wiederbelebungszeit mit dieser Methode des kardioplegischen Herzstillstandes nach 75 Minuten erreicht.

Der Laktat-Ausgangswert betrug 6,11 ± 1,86 μmol/g und erhöhte sich nach 60 Minuten auf 13,35 ± 3,46 und nach 75 Minuten auf 14,2 ± 2,40 μmol/g (232% des Ausgangswertes).

Der Vergleich mit den beim Zwergschwein gewonnenen Befunden zeigte eine genaue Übereinstimmung mit den im menschlichen Papillarmuskel gemessenen Werten.

7.2. Hypotherme Infusionskardioplegie mit der Lösung LK 352 (Tabelle 31)

In dieser Gruppe wurde im Papillarmuskel ein ATP-Ausgangswert von 3,51 ± 1,01 μmol/g gemessen. Dieser fiel nach 60 Minuten auf 3,24 ± 0,32 μmol/g und nach 90 Minuten auf 3,03 ± 0,39 μmol/g (86,2% des Ausgangswertes). Die praktische Wiederbelebungszeit des menschlichen Myokards war folglich nach dieser Zeitspanne noch nicht überschritten.

Der Laktat-Gehalt erhöhte sich nach 90 Minuten von 3,9 ± 2,0 μmol/g auf 10,21 ± 2,21 μmol/g. Dieser Wert lag deutlich unter dem bei Magnesium-Aspartat-Procain-Kardioplegie erzielten Laktat-Gehalt. Allerdings zeigte die Anstiegssteilheit des Laktat-Spiegels keinen signifikanten Unterschied zur hypothermen Magnesium-Aspartat-Procain-Kardioplegie. Entscheidend schien der niedrigere Ausgangswert zu sein, der sich wahrscheinlich aus dem Spüleffekt der kardioplegischen Infusionslösung erklärte.

Der Vergleich mit den beim Zwergschwein gewonnenen Befunden zeigte wiederum weitgehende Übereinstimmung mit den unter gleichen kardioplegischen Bedingungen gemessenen Werten im menschlichen Papillarmuskel.

Zusammenfassung. Die Bestimmungen des ATP-Gehaltes im menschlichen Myokard zeigten, daß bei der hypothermen Kardioplegie mit Magnesium-Aspartat-Procain ATP innerhalb 75 Minuten auf 70% des Ausgangswertes abfällt, nach dieser Zeitspanne also die praktische Wiederbelebungszeit nach Bretschneider erreicht ist (Abb. 32).

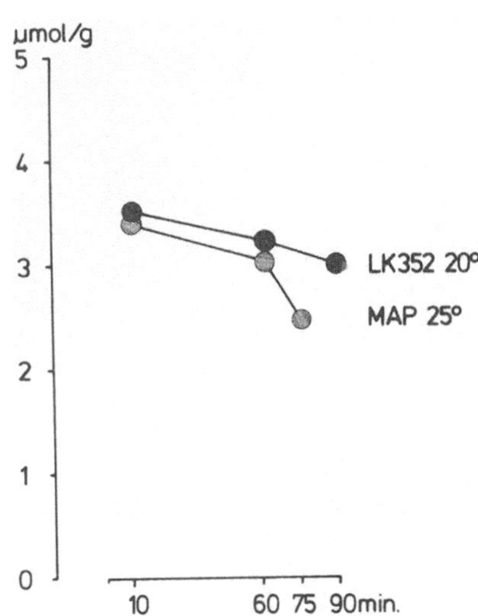

Abb. 32. Verhalten von ATP im menschlichen Papillarmuskel während hypothermer Kardioplegie mit Magnesium-Aspartat-Procain und LK 352 (vgl. Tabelle 31)

Bei der hypothermen Infusionskardioplegie mit LK 352 waren 90 Minuten nach Ischämiebeginn noch 86% des ATP-Ausgangswertes nachweisbar. Die Grenze der praktischen Wiederbelebungszeit lag demnach jenseits der beobachteten Zeitspanne.

Der Laktat-Anstieg war bei beiden Methoden gleich schnell (Abb. 33). Da jedoch bei der Infusionskardioplegie infolge des wahrscheinlichen Spüleffektes der Infusionslösung der Lak-

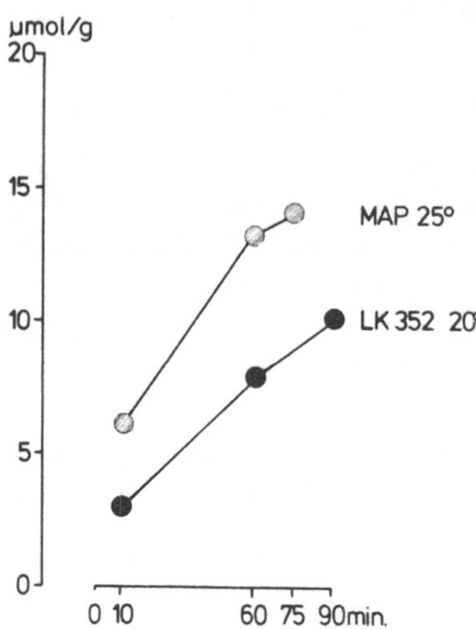

Abb. 33. Verhalten von Laktat im menschlichen Papillarmuskel während hypothermer Kardioplegie mit Magnesium-Aspartat-Procain und LK 352 (vgl. Tabelle 31)

tat-Ausgangswert niedriger lag, wurde bei diesem Verfahren nach 90 Minuten ein deutlich niedrigerer Endwert gemessen als nach der Magnesium-Aspartat-Procain-Kardioplegie.

Die im menschlichen Papillarmuskel gemessenen ATP- und Laktatwerte zeigten eine exakte Übereinstimmung mit den unter gleichen kardioplegischen Bedingungen im Tierversuch gewonnenen Befunden.

VI. Klinische Anwendung

Bereits 15 bis 20 Minuten nach Aortenabklemmung entwickelt sich unter normothermen Bedingungen im Myokard ein intrazelluläres und interstitielles Ödem [39, 40, 137, 138]. Dieses Ödem führt zur Kompression des subendokardialen Kapillarbettes mit Erhöhung des Koronarwiderstandes [62]. Die Folge ist eine Minderdurchblutung der Herzinnenschichten während der Reperfusionsphase, die zur subendokardialen Ischämie und, unter Potenzierung des ischämischen Ödems, zur Nekrose und zum myokardialen Versagen führt [79, 109, 123, 127, 137, 138].

Aufgrund experimenteller Untersuchungen konnten Buckberg et al. nachweisen, daß diese subendokardiale postischämische Minderdurchblutung durch Bestimmung des Quotienten aus diastolischem (DPTI) und systolischem Druck-Zeit-Index (TTI) nachgewiesen werden kann [19, 20, 22, 176].

Da der subendokardiale Koronarfluß zu über 80% auf die Diastole beschränkt ist, kann DPTI als Äquivalent für das myokardiale O_2-Angebot angesehen werden (Abb. 34).

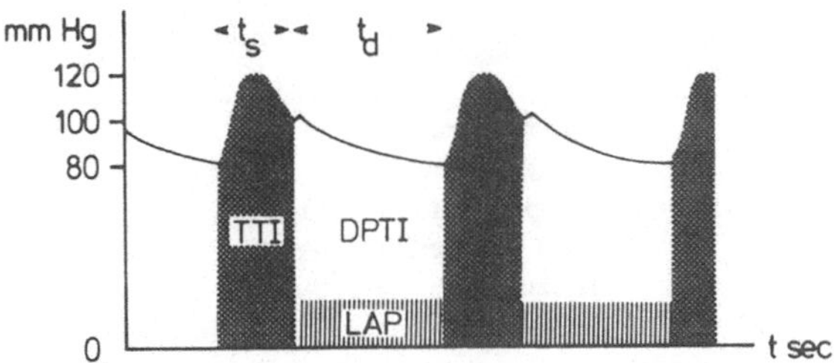

Abb. 34. DPTI und TTI als Äquivalente für das myokardiale O_2-Angebot bzw. den myokardialen O_2-Bedarf
DPTI = (mittlerer diastolischer − li. Vorhof-Druck) $\times$ t_d ≙ O_2-Angebot; TTI = mittlerer systolischer Druck $\times$ t_s ≙ O_2-Bedarf; DPTI/TTI < 0,7 → myogene Insuffizienz bei subendokardialer Ischämie

Der systolische Druck-Zeit-Index ist das Flächenintegral unter dem systolischen Abschnitt der Druckkurve und entspricht nach Sarnoff et al. dem myokardialen O_2-Bedarf [149]. Die subendokardiale O_2-Bilanz gibt der Quotient DPTI/TTI wieder. Er fällt bei myogener Insuffizienz infolge subendokardialer Ischämie unter 0,7 [20, 176]. Damit kann aus hämodynamischen Parametern über die arterielle Drucklinie eine subendokardiale Ischämie nach extrakorporaler Zirkulation aufgedeckt werden [135, 136]. Dieses Prinzip der postoperativen myokardialen Überwachung hat sich zur Indikationsstellung der intraaortalen Gegenpulsation bewährt [19, 135, 136].

Das Auftreten einer postoperativen subendokardialen Ischämie ist von der Qualität des intraoperativ angewandten Myokardschutzes abhängig [40, 54]. Kardioplegische Verfahren wurden bisher in der Klinik an der Häufigkeit tödlicher postoperativer myokardialer Insuffizienzen beurteilt. Passagere myokardiale Störungen blieben meist unberücksichtigt. Wir haben daher versucht, mit der geschilderten Methode der Herzüberwachung die Wirksamkeit der Magnesium-Aspartat-Procain- und Infusionskardioplegie zu überprüfen.

1. Krankengut

Die Injektionskardioplegie mit Magnesium-Aspartat-Procain in Kombination mit tiefer Körperhypothermie (25 °C) wird seit Januar 1977 an der hiesigen Abteilung für Thorax-, Herz- und Gefäßchirurgie bei allen größeren Eingriffen am offenen Herzen angewandt. Daneben haben wir seit März 1978 die hypotherme Infusionskardioplegie mit der Lösung LK 352 eingesetzt.

Die Unterteilung des Krankengutes erfolgte nach dem intraoperativ angewandten Myokardschutz. Es handelte sich jeweils um nichtselektierte, konsekutive Patienten.

Tabelle 32. Klinische Daten über 206 Patienten mit Klappenvitien oder koronarer Herzkrankheit

n	Injektionskardioplegie Gruppe I, n = 171				Infusionskardioplegie Gruppe II, n = 35			
	MV	AV	DKV	KHE	MV	AV	DKV	KHE
	48	58	14	51	12	6	3	14
NYHA II	–			40	–	–	–	9
NYHA III	32	34	6	11	6	5	2	5
NYHA IV	16	24	8	–	6	1	1	–
HI	2,2±0,4	2,4±0,6	2,1±0,5	–	2,3±0,5	3,0±0,7	2,0±0,4	–
LVEDP	16 ± 6	19 ± 9	17 ± 8	8±5	12,1±4	12 ± 3	17 ± 8	9±5

MV	= Mitralvitium
AV	= Aortenvitium
DKV	= Doppelklappenvitium
KHE	= koronare Herzerkrankung
HI	= Herzindex
LVEDP	= enddiastolischer Druck des linken Ventrikels

Gruppe I. Diese Untersuchungsgruppe umfaßte 171 Patienten: 48 Mitral-, 58 Aorten- und 14 Doppelklappenvitien im klinischen Stadium III oder IV, sowie 51 Patienten mit koronarer Mehrfachgefäßerkrankung.

Die Eingriffe erfolgten in tiefer Körperhypothermie bei einer Ösophagustemperatur von 25 °C und kardioplegisch induziertem Herzstillstand mit gekühltem (4 °C) Magnesium-Aspartat-Procain.

Gruppe II. Diese Untersuchungsgruppe umfaßt bisher 35 Patienten: 12 Mitral-, 6 Aorten- und 3 Doppelklappenvitien im Stadium III oder IV, sowie 14 Patienten mit koronarer Mehrfachgefäßerkrankung.

In Tabelle 32 sind sowohl die Gruppendetails als auch die Herzkatheterbefunde zusammengestellt.

Die Eingriffe erfolgten in mäßiger Körperhypothermie bei einer Ösophagustemperatur von 30 °C. Nach Aortenabklemmung am totalen Bypass wurden 100 ml Magnesium-Aspartat-Procain in die Aortenwurzel injiziert, um eine sofortige Erschlaffung des Herzens zu erzielen. Gleichzeitig infundierten wir unter einem hydrostatischen Druck von 150 cm H_2O 1800 bis 2000 ml der gekühlten (4 °C) kardioplegischen Lösung LK 352 in die Aortenwurzel oder direkt in die Koronarostien. Über den rechten Vorhof wurde die Lösung bei abgeklemmter Pulmonalarterie abgesaugt und verworfen. Die Myokardtemperatur wurde simultan mit einer in die linke Ventrikelwand gestochenen Temperatursonde (Thermistor needle, Yellow Springs Instruments Corporation) registriert. Nach Abfallen der Myokardtemperatur auf 18 bis 20 °C wurde die Infusion abgebrochen und der intrakardiale Eingriff vorgenommmen.

Bei allen Patienten der Gruppe I und II wurden nach Beendigung der extrakorporalen Zirkulation systemischer, linksatrialer und zentralvenöser Druck kontinuierlich überwacht und in einen EVR Datascope Computer zur Berechnung von DPTI/TTI eingegeben. Die Berechnungen dieses Quotienten während der folgenden 12 bis 24 Stunden erfolgten planimetrisch aus den auf der Intensivstation registrierten Druckkurven.

2. Ergebnisse

Die klinischen Ergebnisse sind Tabelle 33 zu entnehmen. Eine leichte myokardiale Insuffizienz nahmen wir dann an, wenn eine ausreichende Myokardfunktion mit einem Dopaminbedarf unter 1 mg/min erzielt wurde.

Tabelle 33. Ergebnisse nach Klappen- und Koronaroperationen bei Anwendung der hypothermen Injektionskardioplegie mit Magnesium-Aspartat-Procain

Operation	n	Ischämiezeit min.	leichtes low cardiac output S.	schweres	†	Ursache
MKE	48	32 ± 8	4	–	2	Koronarembolie Hirnblutung
AKE	58	43 ± 10	2	–	3	Klammerflimmern Nierenversagen
DKE	14	61 ± 7	2	1	2	zerebrale Luft- embolie kardiog. Schock
ACB x 2[a]	35	33 ± 8	–	1[a]	1[a]	Hinterwandinfarkt
x 3	14	43 ± 8	–	–	–	
x 4	2	42	–	–	–	
total	171		8	2	8	

MKE	= Mitralklappenersatz
AKE	= Aortenklappenersatz
DKE	= Doppelklappenersatz
ACB	= aortocoronarer Bypass

[a] bei 5 Patienten zusätzliche Resektion eines Aneurysmas des linken Ventrikels

Gruppe I. 2 Patienten verstarben im irreversiblen kardiogenen Schock, einmal nach Resektion eines Ventrikelaneurysmas mit doppeltem koronarem Bypass und einmal nach Doppelklappenersatz. Die Sektion zeigte bei dem letzteren Patienten multiple disseminierte Mikroinfarkte der linken Ventrikelwand.

5 weitere Patienten verstarben bis zu 14 Tagen postoperativ infolge Koronarembolie (1), Hirnblutung (1), zerebraler Luftembolie (1), Nierenversagen (1) und Kammerflimmern. Ein

Zusammenhang zwischen dem intraoperativen Myokardschutz und diesen 5 Frühtodesfällen war nicht ersichtlich.

Bei 8 Patienten trat eine temporäre leichte myokardiale Insuffizienz auf, die Dopamin-Infusionen über mehrere Stunden notwendig machte.

Die myokardiale Insuffizienz dieser 10 Patienten (einschließlich der im kardiogenen Schock verstorbenen Patienten) hatte folgende Korrelate zu DPTI/TTI (Abb. 35).

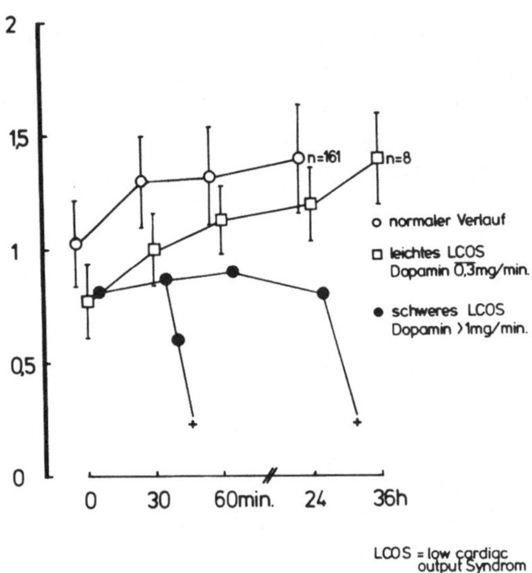

Abb. 35. DPTI/TTI nach extrakorporaler Zirkulation und hypothermer Injektionskardioplegie mit Magnesium-Aspartat-Procain bei 171 Patienten

Bei den 2 Patienten mit tödlichem low cardiac output blieb DPTI/TTI unter 0,8 und fiel schließlich progredient ab. Bei leichtem low cardiac output Syndrom und einem Dopamin-Bedarf von durchschnittlich 0,3 mg/min stieg DPTI/TTI verzögert über 1 und erreichte erst nach einer mittleren Erholungszeit von 36 Stunden einen Wert um 1,4. Damit konnte bei diesen Patienten als Ursache für die temporäre myokardiale Minderfunktion eine subendokardiale Ischämie nachgewiesen werden.

Bei allen verbleibenden 161 Patienten stieg DPTI/TTI innerhalb von 30 Minuten nach extrakorporaler Zirkulation über 1 und erreichte nach 24 Stunden durchschnittlich einen Wert von 1,4. Bei 94% der Patienten war somit eine ausreichende Myokardfunktion ohne pharmakologische Unterstützung nachweisbar.

Gruppe II. Es verstarben 2 Patienten intra- oder unmittelbar postoperativ im kardiogenen Schock (Tabelle 34). Beide Patienten kamen nach einer Aortenabklemmzeit von 50 Minuten ohne Schwierigkeiten mit guter Kreislauffunktion von der Herz-Lungen-Maschine ab, entwickelten nach einem Intervall von einer Stunde Kammerflimmern und verstarben im kardiogenen Schock. Zeichen eines Herzinfarktes konnten bei der Sektion wegen der kurzen Zeitspanne noch nicht aufgedeckt werden. Eine weitere Patientin verstarb nach 3 Wochen postoperativ aus unklarer Ursache. Im Myokard waren bei der Sektion ältere disseminierte

Tabelle 34. Ergebnisse nach Klappen- und Koronaroperationen bei Anwendung der hypothermen Infusionskardioplegie mit Magnesium-Kalium-Aspartat (LK 352)

Operation	n	Ischämiezeit min.	leichtes low cardiac	schweres output S.	†	Ursache
MKE	12	38 ± 6	2	–	1	unklar
AKE	6	54 ± 5	–	–	–	
DKE	3	75 ± 10	–	–	–	
ACB x 2	3	28 ± 8	–	–	–	
ACB x 3	9	41 ± 16	–	2	2	Myokardinfarkt
ACB x 4	2	60	–	–	–	
total	35		2	2	3	

MKE	= Mitralklappenersatz
AKE	= Aortenklappenersatz
DKE	= Doppelklappenersatz
ACB	= aortocoronarer Bypass

herdförmige Nekrosen nachweisbar, die auf den Zeitpunkt der Operation datiert werden konnten. Tatsächlich waren die ersten postoperativen Tage dieser Patientin durch eine myokardiale Insuffizienz kompliziert gewesen, die allerdings keiner Kreislaufunterstützung mit Dopamin bedurfte.

Bei weiteren 2 Patienten entwickelte sich nach Mitralklappenersatz eine leichte myokardiale Insuffizienz, die eine durchschnittlich 24stündige Kreislaufunterstützung mit Dopamin notwendig machte. Bei beiden Patienten waren allerdings über 1 Liter der kardioplegischen Lösung akzidentell in die Herz-Lungen-Maschine gelangt, so daß ein toxischer Effekt durch das Magnesium und Kalium nicht ausgeschlossen werden kann.

Die Messung des Quotienten DPTI/TTI erbrachte folgende Befunde (Abb. 36):

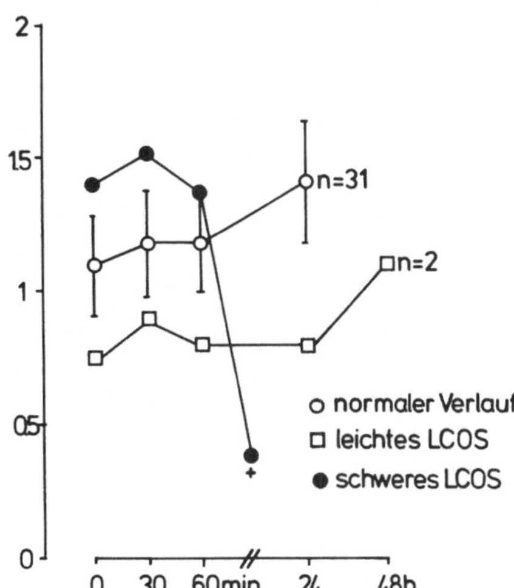

Abb. 36. DPTI/TTI nach extrakorporaler Zirkulation und Infusionskardioplegie bei 34 Patienten (LCOS = low cardiac output Syndrom)

Bei dem einen im kardiogenen Schock verstorbenen Patienten konnte bis zum Einsetzen des Kammerflimmerns eine Stunde postoperativ ein Quotient DPTI/TTI von 1,3 bis 1,4 gemessen werden. Nach Beseitigung des Kammerflimmerns fiel dieser Quotient innerhalb der folgenden 4 Stunden progredient unter 1 ab. Exakte Auswertungen der Druckkurven waren wegen der dauernd wechselnden Kreislaufsituation nicht möglich.

Bei dem zweiten im kardiogenen Schock verstorbenen Patienten wurden während des fulminant einsetzenden Kreislaufzusammenbruches keine Messungen vorgenommen.

DPTI/TTI blieb bei 2 Patienten nach Beendigung der extrakorporalen Zirkulation unter 1. Zur Aufrechterhaltung einer ausreichenden Kreislaufsituation war bei beiden Dopamin (0,2 mg bzw. 0,8 mg/min) notwendig. Nach einer Erholungszeit von 48 Stunden verbesserte sich DPTI/TTI auf über 1. Somit war eine temporäre subendokardiale Ischämie bei diesen zwei Patienten als Ursache der myokardialen Insuffizienz nachzuweisen.

Bei den übrigen 31 Patienten lag DPTI/TTI unmittelbar nach Beendigung der extrakorporalen Zirkulation über 1 und stieg durchwegs während der folgenden 24 Stunden über 1,2. Bei 88,5% der Patienten konnte somit eine subendokardiale Ischämie mit ihren negativen Auswirkungen auf die Myokardfunktion ausgeschlossen werden.

VII. Diskussion

1. Induktion der Ventrikelhypertrophie

Zur Induktion einer Hypertrophie des linken Ventrikels existieren zahlreiche Versuchsmodelle [50, 60, 122, 147]. Allerdings sind die hämodynamischen Folgen nach künstlich gesetzter Mitral- oder Aorteninsuffizienz nicht sicher vorhersehbar. Wegen der hohen Spontanletalität können diese Methoden für Langzeitversuche nicht empfohlen werden. Die Druckbelastung des linken oder rechten Ventrikels durch Einengung der Aorta ascendens bzw. Arteria pulmonalis stellt die wirksamste Methode zur Induktion einer konzentrischen Kammerhypertrophie dar [50, 57, 58, 115, 116, 147, 178]. An diesem Versuchsmodell lassen sich Stoffwechsel- und Strukturänderungen nachweisen, die entscheidend vom normalen Myokard abweichen.

Nach Meerson können diese Veränderungen drei Stadien zugeordnet werden [115, 116]. Eine Druckbelastung führt während der ersten 10 Tage zur Hyperfunktion des nichthypertrophierten Herzens, die durch eine Erhöhung der Herzarbeit pro Gewichtseinheit des Ventrikels gekennzeichnet ist. Diese Steigerung der Funktion führt zur Erhöhung des myokardialen O_2-Verbrauchs und vermehrten Energiebereitstellung aus dem Kohlenhydratstoffwechsel [125]. Simultan wird die oxydative Phosphorylierung in den Mitochondrien stimuliert [156], so daß bei hohem Energiebedarf die myokardiale ATP-Konzentration konstant [115] oder erniedrigt sein kann [44]. Gleichzeitig setzt eine Aktivierung des genetischen Apparates ein, die zur Vermehrung der Mitochondrien und der kontraktilen Strukturen führt [3, 126, 152, 164, 182].

In dem Maße, in dem sich die Hypertrophie entwickelt, verteilt sich die Druckbelastung auf die vermehrte Muskelmasse, so daß jetzt das Myokard pro Gewichtseinheit weniger Arbeit leistet [166]. Die Hypertrophie kommt zum Stillstand; es besteht das Stadium der stabilen Hypertrophie, in dem sich das Myokard an die Druckbelastung adaptiert hat. Der ATP-Umsatz und die ATP-Konzentration normalisieren sich ebenso wie die Proteinsynthese [27, 115, 116, 155].

Das dritte Stadium der Erschöpfung und progredienten Myokardfibrose ist durch eine allmähliche Abnahme der Herzmasse infolge Hemmung der Proteinsynthese gekennzeichnet [116, 117]. Diese Abnahme der Herzmasse führt zu einer Steigerung der Arbeitsbelastung und des Energiebedarfes des Myokards pro Gewichtseinheit. Gleichzeitig tritt eine Destruktion der Mitochondrien [115] und Störung der oxydativen Phosphorylierung in den Mitochondrien ein. Es resultiert daraus eine Verminderung der ATP-Konzentration, die jedoch nicht die alleinige Ursache der progredienten myokardialen Insuffizienz ist [45, 116].

Mit der Bandage der Aorta ascendens beim Zwergschwein haben wir myokardiale Bedingungen geschaffen, die denen der konzentrischen Hypertrophie beim Aortenklappenvitium ähneln. Allerdings kann die von Meerson [115] angegebene Stadieneinteilung der Hypertrophie auf unser Versuchsmodell nicht exakt angewandt werden, denn bei unseren Versuchstieren vergrößerte sich einerseits im Laufe der Wochen nach Bandage der Aorta ascendens die Druckbelastung stetig mit dem Wachstum der Tiere. Während des gesamten Intervalls von 3

Monaten bis zum Zeitpunkt der kardioplegischen Versuche bestand somit das Stadium der Adaptation an die Druckbelastung. Andererseits zeichnete sich bei den meisten Versuchstieren eine zunehmende Herzinsuffizienz ab, die sich in Belastungsdyspnoe und verlangsamtem Wachstum äußerte. Von den 84 Versuchstieren, die die Bandage der Aorta ascendens länger als 48 Stunden überlebten, verstarben 10 (12%) nach durchschnittlich 7 Wochen in schwerer Herzinsuffizienz. Zu diesem Zeitpunkt fand sich jeweils eine ausgeprägte Hypertrophie des linken Ventrikels mit massiver Lungenstauung.

Die beginnende Herzinsuffizienz der überlebenden Versuchstiere konnte durch die Druckmessungen bestätigt werden. Der enddiastolische Ventrikeldruck lag mit 15 ± 5 mm Hg signifikant über dem der Kontrolltiere. Ebenso war der Quotient aus diastolischem und systolischem Druck-Zeit-Index mit 0,60 ± 0,18 signifikant erniedrigt. Analog zu den Untersuchungen von Buckberg et al. [21] und Vincent et al. [176] bestand demnach bei den Versuchstieren eine chronisch induzierte Ischämie der subendokardialen Muskelschichten.

Aufgrund der hämodynamischen Befunde einschließlich des mittleren Druckgradienten von 40 mm Hg und des signifikant erhöhten Gewichtsindexes von 27,3 g/10 kg Körpergewicht können wir daher bei unseren Versuchstieren eine Hypertrophie des linken Ventrikels annehmen, die sich über die Adaptationsphase hinaus bereits im Stadium der Erschöpfung befand.

2. Stoffwechsel im normalen und hypertrophierten Myokard bei normothermer Ischämie

Während normothermer Ischämie geht die aerobe in die anaerobe Energiebereitstellung über. Da aus der Glykolyse nur 65 bis 70% des myokardialen Energiebedarfes bereitgestellt werden können, entwickelt sich ein zunehmendes Energiedefizit, das sich im Absinken des ATP-Gehaltes wiederspiegelt [98]. Im normalen Schweineherzen war dieser ATP-Abfall sehr abrupt. Innerhalb 20 Minuten verminderte sich der ATP-Gehalt auf 22% des Ausgangswertes. Zu diesem Zeitpunkt hatte sich der Laktat-Spiegel um beinahe 100% auf 14,79 ± 2,48 μmol/g erhöht und der Fruktose-1,6-diphosphat-Gehalt von 78,51 ± 21,80 auf 43,03 ± 20,30 vermindert. Beide Werte änderten sich im weiteren Verlauf nicht mehr. Offenbar kam die Glykolyse im normalen Herzen infolge einer Hemmung der Phosphofruktokinase bereits nach 20 Minuten zum Stehen. Die Hemmung der Phosphorylierung von Fruktose-6-phosphat zu Fruktose-1,6-diphosphat erklärt sich einmal aus der intrazellulären Azidose, bedingt durch den Laktat-Anstieg [110]. Zum anderen ist wahrscheinlich mit 0,72 μmol/g ATP eine Grenze des ATP-Gehaltes unterschritten, bei dem die ATP-verbrauchende Phosphofructokinase-Reaktion nicht mehr ablaufen kann [100].

Im hypertrophierten Ventrikel verliefen diese Vorgänge wesentlich langsamer. Trotz eines niedrigeren Ausgangswertes fiel ATP erst nach 60 Minuten unter 1 μmol/g. Analog dazu erfolgte der Laktat-Anstieg deutlich langsamer. Ähnliche Beobachtungen machten Wollenberger et al. an Rattenherzen, bei denen durch Konstriktion der Aorta abdominalis eine Hypertrophie des linken Ventrikels induziert worden war [183]. Die myokardiale Laktat-Anhäufung erfolgte bei diesen Tieren während der ersten 20 Sekunden nach Ischämiebeginn langsamer als bei den Kontrolltieren. Da in diesen hypertrophierten Herzen gleichzeitig eine Verarmung an endogenen Katecholaminen nachzuweisen war, erklärten Wollenberger et al. den verlangsamten Laktat-Anstieg mit einer verminderten Aktivierung des myokardialen Phosphorylase-Systems und einer dadurch langsamer anlaufenden Glykolyse.

Im hypertrophierten Myokard unserer Versuchstiere war die Verlangsamung des Laktat-Anstiegs über 60 Minuten zu verfolgen. Erst dann war der Laktat-Gehalt der Kontrolltiere erreicht. Gleichlaufend damit erfolgte ein verzögerter Abfall des Fruktose-1,6-diphosphats und des ATP-Spiegels. Nach 60 Minuten normothermer Ischämie änderten sich auch hier die Laktat- und Fruktose-1,6-diphosphat-Gewebsspiegel nicht mehr wesentlich. Die Glykolyse setzte demnach im hypertrophierten Ventrikel langsamer ein und kam deutlich später zum Stehen.

Der begrenzende Faktor war offensichtlich auch hier, zumindest während der beobachteten 80 Minuten, die Phosphofructokinase-Reaktion, die infolge des trägeren Laktat-Anstieges später gehemmt wurde.

Nach unseren Befunden liegt der entscheidende Unterschied des hypertrophierten zum normalen Myokard darin, daß das Energiedefizit im hypertrophierten Myokard während reiner Ischämie langsamer auftritt. Da die Herzaktionen nach Ischämiebeginn nicht unmittelbar, sondern erst im Verlauf der folgenden Minuten zum Stehen kommen und dann in Kammerflimmern übergehen, sind folgende Erklärungen dafür möglich:

1. Der Energiebedarf des hypertrophierten Myokards könnte tatsächlich niedriger sein als der des normalen Herzens. Dagegen sprechen allerdings metabolische Untersuchungen am hypertrophierten Herzen, die eine Steigerung des Energiebedarfes gegenüber dem normalen Herzen beweisen [57, 115, 116, 154]. Möglicherweise spielt jedoch die von verschiedenen Autoren beschriebene Katecholaminverarmung des hypertrophierten Myokards eine wesentliche Rolle [32, 65, 74, 183]. Nach Einsetzen der Ischämie wäre daher eine verminderte Ausschüttung der endogenen Katecholamine zu erwarten, wie von Wollenberger et al. bestätigt wurde [183]. Dadurch würde nicht nur die Aktivierung der Glykolyse, sondern auch die inotrope, ATP-konsumierende Wirkung auf das kontraktile System reduziert werden [48]. Eine Verlangsamung des ATP-Abfalles wäre damit erklärbar.

2. Der Energiebedarf ist gesteigert, die hypertrophierte Myokardzelle kann jedoch das ATP nicht utilisieren. Gunning et al. konnten am hypertrophierten Papillarmuskel nachweisen, daß einerseits die Kontraktilität vermindert, andererseits der O_2-Verbrauch gesteigert war [57, 58]. Es muß demnach im hypertrophierten Myokard ein Defekt vorliegen, der zur Verschlechterung des Wirkungsgrades bei der Umsetzung chemischer in mechanische Energie führt. Die Ätiologie dieser Utilisationsinsuffizienz ist noch nicht endgültig geklärt. Allerdings existieren folgende Befunde, die einen Defekt in der Energieutilisation erklären könnten:

a) Im hypertrophierten Myokard sind Ca-Bindung und -Freisetzung im sarkoplasmatischen Retikulum gestört [61, 113, 154, 156].

b) Die Bindung von Ca^{++}-Ionen am Troponin-Tropomyosin-Komplex ist gestört [156].

c) Die enzymatische Aktivität der Myofibrillen- und Actomyosin-ATPasen ist vermindert [37, 43, 68, 156].

Alle drei Defekte, die sich bereits zwei Wochen nach Induktion der Hypertrophie im Experiment nachweisen lassen, stellen entscheidende Faktoren in der Umsetzung chemischer in mechanische Energie dar und könnten allein für sich oder in Kombination die ATP-Utilisation beeinträchtigen.

3. Kardioplegische Befunde am normalen und hypertrophierten Myokard

Die Ischämietoleranz des Myokards wird von der unter anaeroben Bedingungen verfügbaren Energie und der Größe des Energiebedarfes begrenzt. Aus der Glykolyse können nur 65 bis

70% des Energiebedarfs gedeckt werden, so daß das Myokard nach Aortenabklemmung zwangsläufig in ein zunehmendes ATP-Defizit gerät. Möglichkeiten, die anaerobe Energiebereitstellung experimentell zu erhöhen, existieren bisher nicht [99].

Zur Verlängerung der Ischämietoleranz bleibt folglich nur der Weg über eine Senkung des Energiebedarfes. Da das kontraktile System den größten Anteil des myokardialen Energiebedarfes beansprucht, verspricht dessen Blockade die höchste Energieersparnis [15], die sich dann in einem verlangsamten ATP-Abfall wiederspiegelt. Je langsamer dieses ATP-Defizit sich entwickelt, desto langsamer steigt der Laktat-Gehalt an.

Diese gesetzmäßige Beziehung konnte von Kübler und Spiekermann in normo- und hypothermer Kardioplegie nachgewiesen werden. Sie beweist, daß das verlangsamt eintretende ATP-Defizit nicht durch eine gesteigerte Glykolyse ausgeglichen wird, sondern daß mit der Senkung des zellulären Energiebedarfes durch Hemmung des kontraktilen Systems der glykolytische Umsatz gesenkt wird [99].

Die Magnesium-Aspartat-Procain-Kardioplegie führt im normalen Myokard bereits in Normothermie zu einer signifikanten Senkung des myokardialen Stoffwechsels, so daß sich das ATP-Defizit und der Laktat-Anstieg deutlich langsamer anbahnen. Gemessen am ATP-Zerfall kann mit dieser Methode die praktische Wiederbelebungszeit auf 20 bis 30 Minuten verlängert werden. Diese Befunde stimmen mit von anderen Autoren gemachten Beobachtungen überein [35, 36, 69, 87, 128, 165].

Durch den zusätzlichen Einsatz von Hypothermie läßt sich die Wirkung der Magnesium-Aspartat-Procain-Kardioplegie wesentlich verstärken. Bei 25 °C resultiert dabei eine Verlängerung der praktischen Wiederbelebungszeit auf über 80 Minuten. Da durch Abkühlung auf 25 °C allein keine derartig ausgeprägte Verlangsamung des Energiedefizites erzielt werden kann, müssen die Bestandteile des Kardioplegikums selbst einen entscheidenden Anteil dieses Effektes ausmachen.

Der pharmakologische Wirkungsmechanismus dieser Kardioplegika wird in der mechanischen Inaktivierung des Myokards gesehen, die durch den extrazellulären Natrium- und Calcium-Ionen-Entzug hervorgerufen wird [15, 16]. Die Magnesium-Ionen verdrängen die extrazellulären Calcium-Ionen und behindern wahrscheinlich den Calciumeinstrom, der den Kontraktionsmechanismus einleitet [26, 48]. Außerdem kann in Gegenwart hoher Magnesium-Ionen-Konzentrationen eine völlige Erschlaffung der Myofibrillen nachgewiesen werden [124, 177].

Die von Kirsch [87] postulierte ATPasenhemmung durch Magnesium-Ionen wird von Knoll et al. bezweifelt [90]. Auch bei unseren kardioplegischen Versuchen am normalen Herzen trat ein Abfall der energiereichen Phosphate ein, so daß die ATPasenhemmung als Wirkungsmechanismus unwahrscheinlich erscheint oder zumindest nicht allein wirksam ist.

Im hypertrophierten Myokard zeigt sowohl die normotherme Magnesium-Aspartat-Procain-Kardioplegie als auch die normotherme Infusionskardioplegie mit der Lösung LK 352 keinen nachweisbaren Effekt auf den ATP-Abfall und Laktat-Anstieg. Auch das Verhalten der einzelnen Metabolite der Glykolyse wird im Vergleich zur reinen Ischämie nicht signifikant beeinflußt.

Diese Ergebnisse stehen im Gegensatz zu unseren und von verschiedenen Autoren am normalen Myokard gewonnenen Befunden [35, 36, 90, 168]. Sie machen deutlich, daß die an normalen Herzen erarbeiteten kardioplegischen Befunde nicht auf den pathologischen Zustand der Myokardhypertrophie übertragen werden können.

Die möglichen Ursachen für das verlangsamt auftretende Energiedefizit im hypertrophierten Myokard wurden bereits diskutiert. Die naheliegendste Erklärung scheint in der von

verschiedenen Autoren beobachteten Verarmung an endogenen Katecholaminen zu liegen
[32, 65, 74, 183]. Diese würde in einer verminderten Aktivierung des kontraktilen Systems
und einer reduzierten Stimulation der Glykolyse nach Ischämie resultieren [180, 181, 183].

Die Tatsache, daß Magnesium-Aspartat-Procain und Kalium-Magnesium-Aspartat im hypertrophierten Myokard keinen Einfluß auf den Stoffwechsel zeigen, zumindest Magnesium-
Aspartat-Procain jedoch im normalen Herzen einen eindeutigen kardioplegischen Effekt hat,
läßt eine andere Erklärung für den Wirkungsmechanismus dieser Kardioplegika zu. Sie könnte in einer Hemmwirkung auf die nach Ischämiebeginn endogen freigesetzten Katecholamine
bestehen. Diese Hemmwirkung würde im hypertrophierten Myokard infolge der Verarmung
an Noradrenalin nicht zum Tragen kommen, so daß eine Beeinflussung des bereits spontan
verzögerten Energiedefizites und der verlangsamten Glykolyse nicht einsetzen kann.

Die Hemmwirkung des Magnesium-Aspartat-Procain auf die endogenen Katecholamine
des normalen Herzens könnte einmal in der direkten Blockade der Beta-Rezeptoren durch'
das Lokalanästhetikum Procain bestehen [46]. Es könnte sich aber auch, vor allem bei der
Infusionskardioplegie, um eine einfache Spülwirkung der kardioplegischen Lösung handeln.
Da die endogenen Katecholamine innerhalb der ersten Sekunden nach Ischämie ausgeschüt-
tet werden [180, 181, 183] und die Injektion bzw. Infusion des Kardioplegikums mehrere
Minuten andauert, ist diese Erklärung durchaus vorstellbar. Zur Erhärtung dieser Vorstellung
sind Metabolit- und Katecholamin-Bestimmungen im Koronarsinusblut notwendig.

Im hypertrophierten Myokard kann erst bei zusätzlicher Abkühlung auf 15 bzw. 25 °C
eine signifikante Senkung des myokardialen Energiebedarfes durch Magnesium-Aspartat-
Procain und die Magnesium-Kalium-Lösung erzielt werden. Die praktische Wiederbelebungszeit wird dabei jeweils auf 70 bis 80 Minuten verlängert. Ähnliche Befunde können wir an
menschlichen Papillarmuskeln nachweisen, die unter den annähernd gleichen kardioplegischen Bedingungen reseziert wurden.

Beim Vergleich der hypothermen Magnesium-Aspartat-Kardioplegie und der hypothermen Infusionskardioplegie zeigt sich, daß beide einen annähernd identischen Effekt auf die
Verminderung des ATP-Defizites haben. Während jedoch bei der hypothermen Magnesium-
Aspartat-Kardioplegie kein eindeutiger Einfluß auf die Anhäufung von Glukose-6-phosphat,
Fruktose-6-phosphat und die Konzentrationsabnahme von Fruktose-1,6-diphosphat nachgewiesen werden konnte, zeigte sich bei der hypothermen Infusionskardioplegie eine signifikante Verlangsamung der Fruktose-6-phosphat-Akkumulation und der Konzentrationsabnahme von Fruktose-1,6-diphosphat. Außerdem kam es zu einer eindeutigen Verlangsamung der
Anhäufung von Dihydroxyacetonphosphat. Aus diesen Befunden kann geschlossen werden,
daß bei der hypothermen Infusionskardioplegie die Phosphofructokinase-Reaktion später
gehemmt wird als bei den anderen kardioplegischen Verfahren. Die Phosphofructokinase
stellt das Enzym dar, das den Durchfluß der Glykolyse im ischämischen Myokard entscheidend beeinflußt [100, 110, 133]. Dieses Enzym wird durch ADP, AMP und Orthophosphat
aktiviert und durch die während der Ischämie auftretende Azidose gehemmt [110]. Da bei
der Infusionskardioplegie der Laktat-Ausgangswert, wahrscheinlich infolge des Spüleffektes
der Lösung, signifikant unter dem bei dem anderen kardioplegischen Verfahren gemessenen
Wert liegt, und dieser während der beobachteten 80 Minuten langsamer ansteigt, müßte daraus eine langsamere Entwicklung der intrazellulären Azidose resultieren. Diese wiederum
würde die später einsetzende Hemmung der Phosphofructokinase-Reaktion erklären. Da nur
bei funktionierender Phosphofructokinase-Reaktion ATP aus der weiteren Glykolyse gewonnen werden kann, würde von diesem Standpunkt gesehen die Infusionskardioplegie einen

entscheidenden Vorteil gegenüber der Injektionskardioplegie mit Magnesium-Aspartat-Procain bieten.

Die hauptsächliche Wirkungsweise dieser Kardioplegika ist jedoch in der homogenen Hypothermie des Myokards zu sehen, die nach der RGT-Regel zur Verlangsamung der Stoffwechselvorgänge führt [49, 173]. Bestätigt wird diese Annahme durch unsere Befunde, die bei der hypothermen Infusionskardioplegie und dem rein ischämischen hypothermen Herzstillstand kein signifikant unterschiedliches Verhalten des ATP-Defizites und des anaeroben Glukose-Stoffwechsels zeigt. Zur gleichen Schlußfolgerung gelangten Ellis et al. aufgrund ihrer an hypertrophierten Hundeherzen gewonnenen Befunde [38]. Die von ihnen angewandte Kaliumchlorid-Kardioplegie führte ebenfalls nur dann zu einer signifikanten Verlangsamung des ATP-Abbaus, wenn das Myokard zusätzlich homogen auf 20 °C abgekühlt wurde.

4. Klinische Anwendung der Magnesium-Aspartat-Procain-Injektionskardioplegie und der Magnesium-Kalium-Aspartat-Infusionskardioplegie

Die myokardiale Insuffizienz stellt die schwerwiegendste Komplikation nach offenen Herzoperationen dar und macht bis zu 50% der Operationsletalität aus [8, 19, 30, 67, 120, 123, 127, 145]. Durch die postoperative mechanische Kreislaufunterstützung mit Hilfe der intraaortalen Ballonpumpe oder einer implantierbaren Links-Ventrikel-Pumpe kann trotz eines hohen technischen Aufwandes nur bei einem enttäuschend kleinen Anteil der letale Ausgang abgewendet werden [7, 13, 89, 130].

Die „Therapie" der postoperativen myokardialen Insuffizienz kann daher nur in der Vermeidung dieser Komplikation durch Anwendung eines wirksamen Myokardschutzes bestehen.

Während des Zeitraumes von 1971 bis 1976 hatten wir bei 17 von 152 Patienten (11,1%) nach Einfach- oder Doppelklappenersatz ein schweres myokardial bedingtes low cardiac output Syndrom mit einer Letalität von 30% zu verzeichnen. Der damals angewandte Myokardschutz bestand in intermittierender Koronarperfusion und der normothermen Injektionskardioplegie mit Magnesium-Aspartat-Procain — einer Methode, die, wie unsere tierexperimentellen Befunde gezeigt haben, die praktische Wiederbelebungszeit des hypertrophierten Ventrikels nicht wesentlich verlängert.

Sowohl die hypotherme Magnesium-Aspartat-Procain-Kardioplegie als auch die hypotherme Infusionskardioplegie verlängern im Experiment die praktische Wiederbelebungszeit des hypertrophierten Myokards auf 70 bis 80 Minuten. Innerhalb dieser Zeitspanne können nach unserer Erfahrung auch komplexe intrakardiale Eingriffe durchgeführt werden.

Allerdings deckte die kontinuierliche Messung des Quotienten DPTI/TTI bei 10 von 171 Patienten nach hypothermer Magnesium-Aspartat-Kardioplegie eine subendokardiale Ischämie auf, die bei 2 Patienten zum letalen Ausgang führte. Die Frequenz dieser Komplikation lag damit zwar im Vergleich zu anderen Autoren deutlich niedriger [135, 136]. Nach Aortenabklemmzeiten über 70 Minuten war sie jedoch gehäuft nachzuweisen. Analog zu den tierexperimentellen Befunden am hypertrophierten Myokard, die nach dieser Zeitspanne ein Absinken des ATP-Gehaltes auf den kritischen Grenzwert von 70% zeigten, bestätigte sich damit, daß jenseits der 70-Minuten-Grenze von der hypothermen Magnesium-Aspartat-Kardioplegie kein ausreichender Schutz des hypertrophierten Myokards mehr zu erwarten ist.

Eine eindeutige Beurteilung der Infusionskardioplegie anhand der bisherigen klinischen Erfahrungen ist bei der begrenzten Fallzahl nicht möglich. Auf einige Nachteile dieses Verfahrens müssen wir jedoch hinweisen.

Bei 2 Patienten dieser Gruppe wurde die Infusionskardioplegie durch einen erheblichen mediastinalen Kollateralfluß gestört. Die Folgen waren eine verzögerte Abkühlung sowie eine vorzeitige Wiedererwärmung des Myokards nach Abbruch der Infusion. Zudem gelangte etwa 1 Liter der kardioplegischen Lösung in den extrakorporalen Kreislauf. Sowohl die vorzeitige myokardiale Wiedererwärmung als auch die Einschwemmung der Kalium- und Magnesium-Ionen könnten verantwortlich für die bei beiden Patienten aufgetretene temporäre Myokardinsuffizienz sein.

Beim Aortenklappenersatz muß die kardioplegische Lösung über Perfusoren direkt in die Koronarostien infundiert werden. Damit kommen jedoch die gleichen Nachteile wie bei der Koronarperfusion zum Tragen. Vor allem bei Koronarstenosen und Anomalien besteht wieder die Gefahr, daß Myokardbezirke unterperfundiert und nicht ausreichend abgekühlt werden.

Die homogene Abkühlung des Myokards am partiellen Bypass während extrakorporaler Zirkulation durch Senkung der Bluttemperatur auf 22 bis 25 °C kombiniert mit der Injektion von Magnesium-Aspartat-Procain in die Aortenwurzel erscheint uns daher die vorteilhaftere Methode des Myokardschutzes zu sein.

Aus unseren tierexperimentellen und klinischen Untersuchungen sind folgende Schlußfolgerungen zu ziehen:
1. Kardioplegische Befunde, die am gesunden Herzen erhoben wurden, können nicht auf den pathologischen Zustand der Myokardhypertrophie übertragen werden.
2. Die normotherme Injektionskardioplegie mit Magnesium-Aspartat-Procain und die normotherme Infusionskardioplegie mit der Lösung LK 352 (Kalium-Magnesium-Aspartat) haben keinen signifikanten Effekt auf das Energiedefizit und die Glykolyse des hypertrophierten Myokards.
3. Eine Verlängerung der praktischen Wiederbelebungszeit des hypertrophierten Ventrikels läßt sich nur durch den zusätzlichen Einsatz der Hypothermie erzielen.

Beide kardioplegischen Verfahren stellen in Kombination mit Hypothermie bei klinischer Anwendung wirksame Methoden zum Myokardschutz dar. Das Auftreten einer intraoperativen Myokardschädigung mit postoperativer myogener Insuffizienz kann jedoch nicht völlig vermieden werden.

Um die Wirksamkeit beider kardioplegischer Verfahren zu verbessern und eine weitere Verlängerung der Wiederbelebungszeit des hypertrophierten Herzens zu erzielen, sollte der Einsatz von Pharmaka erwogen werden. In Betracht kämen die sog. Calcium-Antagonisten, die den während Ischämie zu beobachtenden Calciumeinstrom mit seinen deletären Folgen auf den Myokardstoffwechsel hemmen können [29, 48, 151]. Sog. ß-Blocker würden nach unseren und Wollenberger's Befunden am hypertrophierten Myokard weniger wirksam sein, wenn die Theorie von der verminderten Aktivierung des kontraktilen Systems und der Glykolyse nach Ischämiebeginn infolge einer Verarmung an endogenen Katecholaminen tatsächlich zutrifft. Erst wenn die Ursache der myokardialen Stoffwechselstörung bei Hypertrophie gänzlich geklärt ist, wird jedoch die Erarbeitung eines protektiven Prinzipes möglich sein.

VIII. Zusammenfassung

Die Injektionskardioplegie mit Magnesium-Aspartat-Procain und die Infusionskardioplegie mit Magnesium-Kalium-Aspartat stellen heute die gebräuchlichsten Methoden des Myokardschutzes während Eingriffen am offenen Herzen dar. Beide Verfahren wurden bisher im Tierversuch an gesunden Herzen erprobt.

Bei Patienten mit fortgeschrittenen Klappenvitien besteht jedoch meist ein hypertrophierter linker Ventrikel, der, wie aus klinischer Erfahrung bekannt, besonders empfindlich auf die temporäre Unterbrechung der Koronarzirkulation reagiert.

Unsere Untersuchungen hatten daher zum Ziel, die Wirksamkeit der genannten Kardioplegika am hypertrophierten Myokard zu überprüfen.

Dazu wurde bei jungen Göttinger Zwergschweinen durch Bandage der Aorta ascendens eine Hypertrophie des linken Ventrikels induziert. Nach 3 Monaten wurde die Hypertrophie durch ein signifikantes Ansteigen des linksventrikulären Gewichtsindex auf $27{,}3 \pm 6{,}2$ g/10 kg KG (Kontrollen $18{,}8 \pm 2{,}7$ g/10 kg KG, $p < 0{,}001$) und des enddiastolischen Ventrikeldruckes auf $15{,}5 \pm 3{,}5$ mm Hg (Kontrollen $8{,}6 \pm 5{,}9$ mm Hg, $p < 0{,}001$) bei einem durchschnittlichen aortalen Druckgradienten von 40 mm Hg dokumentiert.

Bei 34 Versuchstieren mit Ventrikelhypertrophie und 28 gesunden Kontrolltieren wurde das Herz rein ischämisch sowie mit Magnesium-Aspartat-Procain in Normo- ($37\,^\circ$C) und, unter Anwendung der Herz-Lungen-Maschine, in Hypothermie ($25\,^\circ$C) stillgelegt. In einer weiteren Versuchsserie wurde bei 12 Tieren mit Ventrikelhypertrophie der Herzstillstand durch Infusionskardioplegie mit Magnesium-Kalium-Aspartat (LK 352) bei 37 und $15\,^\circ$C induziert.

Die Wirksamkeit dieser kardioplegischen Methoden wurde nach Bretschneider an der Abnahme des myokardialen ATP-Gehaltes und der Zunahme des Laktat-Spiegels bemessen. Außerdem wurden im Herzmuskel die Metabolite Glukose, Glukose-6-phosphat, Fruktose-6-phosphat, Fruktose-1,6-diphosphat, Dihydroxyacetonphosphat und Pyruvat bestimmt, um mögliche Auswirkungen auf die Glykolyse aufzudecken.

Während des rein ischämischen Herzstillstandes in Normothermie konnten metabolische Unterschiede zwischen gesundem und hypertrophiertem Myokard festgestellt werden. Der ATP-Abfall und Laktat-Anstieg waren im hypertrophierten Myokard signifikant verlangsamt und erreichten erst nach 60 Minuten die im gesunden Myokard bereits nach 20minütiger Ischämie gemessenen Werte. Die Phosphofructokinase-Reaktion, die im gesunden Myokard bereits nach 20 Minuten sistierte, kam im hypertrophierten Ventrikel erst nach 60 Minuten zum Stehen. Im hypertrophierten Myokard waren demnach eine signifikant langsamere Entwicklung des ischämisch bedingten Energiedefizites und eine verminderte Aktivierung der Glykolyse nachweisbar.

In Normothermie ($37\,^\circ$C) verlängerte sich durch Magnesium-Aspartat-Procain-Kardioplegie die praktische Wiederbelebungszeit des gesunden Herzens von 10 Minuten bei reiner Ischämie auf 20 bis 30 Minuten. Dieser Effekt war im hypertrophierten Myokard nicht nachzuweisen. Magnesium-Aspartat-Procain zeigte hier keinen signifikanten Einfluß auf das ATP-

Defizit und die Glykolyse. Erst durch zusätzliche Anwendung der Hypothermie (25 °C) konnte die praktische Wiederbelebungszeit auf etwa 80 Minuten verlängert werden.

Ebenso hatte die normotherme Infusionskardioplegie mit der Lösung LK 352 im hypertrophierten Myokard keinen Einfluß auf das intrazelluläre ATP-Defizit und die Glykolyse. Erst bei Anwendung der hypothermen Infusionskardioplegie mit Abkühlung des Myokards auf 15 °C ließ sich die praktische Wiederbelebungszeit signifikant auf 70 bis 80 Minuten verlängern.

Die Bestimmung des ATP- und Laktat-Gehaltes im menschlichen Papillarmuskel nach hypothermer Injektions- und Infusionskardioplegie bestätigte die im Experiment erhobenen Befunde.

Die hypotherme Injektionskardioplegie mit Magnesium-Aspartat-Procain wurde bisher bei 171, und die hypotherme Infusionskardioplegie mit LK 352 bei 35 Patienten während Klappen- oder Koronaroperationen angewandt. Das Auftreten einer temporären oder letalen Myokardinsuffizienz konnte mit der Injektionskardioplegie auf 4,6% bzw. 1,2% reduziert werden. Eine eindeutige Aussage läßt sich bei der begrenzten Fallzahl über das zweite kardioplegische Verfahren noch nicht machen.

Aus unseren tierexperimentellen und klinischen Untersuchungen sind folgende Schlußfolgerungen zu ziehen:

Das hypertrophierte Myokard weist während des ischämischen Herzstillstandes ein anderes Stoffwechselverhalten als der gesunde Ventrikel auf.

Kardioplegische Befunde, die am gesunden Herzen erhoben wurden, können daher nicht auf den pathologischen Zustand der Myokardhypertrophie übertragen werden.

Die normotherme Injektionskardioplegie mit Magnesium-Aspartat-Procain und die normotherme Infusionskardioplegie mit LK 352 haben keinen signifikanten Effekt auf das Energiedefizit und die Glykolyse des hypertrophierten Myokards.

Eine Verlängerung der praktischen Wiederbelebungszeit des hypertrophierten Ventrikels läßt sich nur durch den zusätzlichen Einsatz der Hypothermie erzielen.

Beide kardioplegischen Verfahren stellen in Kombination mit Hypothermie bei klinischer Anwendung wirksame Methoden zum Myokardschutz dar. Das Auftreten einer intraoperativen Myokardschädigung mit postoperativer myogener Insuffizienz kann jedoch nicht völlig vermieden werden.

IX. Literatur

1. Althaus U, Senn A (1971) Clinical experience with the Bretschneider cardioplegia in aortic valve replacement. J Cardiovasc Surg 12:463–468
2. Angell WW, Rikkers L, Dong E, Shumway NE (1969) Organ viability with hypothermia. J Thorac Cardiovasc Surg 58:619–624
3. Aschenbrenner V, Albin R, Zak R, Nair KG, Rabinowitz M (1972) Increased turnover of mitochondrial constituents in cardiac hypertrophy and acute hypoxia in the rat. In: Bajusz E, Rona G (eds) Myocardiology. Urban & Schwarzenberg, München Berlin Wien, pp 178–185
4. Baghirzade MF, Kirsch U, Hauschild U (1970) Capillareinengung bei anoxisch und ischämisch bedingtem Anstieg des Coronarwiderstandes im Meerschweinchenherzen. Virchows Arch Abt A Pathol Anat 351:193–204
5. Baird RJ, Goldbach MM, De La Rocha A (1972) Intramyocardial pressure: The persistance of its transmural gradient in the empty heart and its relationship to myocardial oxygen consumption. J Thorac Cardiovasc Surg 64:635–646
6. Baird RJ, Dutka F, Okumori M, De la Rocha A, Goldbach MM, Hill TJ, Mac Gregor DC (1975) Surgical aspects of regional myocardial blood flow and myocardial pressure. J Thorac Cardiovasc Surg 69:17–29
7. Bardos P, Turina M, Meier W, Gattiker R, Rothlin M, Senning A (1977) Intraaortale Ballongegenpulsation beim Myokardversagen nach herzchirurgischen Eingriffen. In: Hellberg K, Kettler D, de Vivie R (Hrsg) Intraaortale Ballongegenpulsation. Intensivmedizin Notfallmedizin Anästhesiologie B 6, Thieme, Stuttgart, pp 132–134
8. Barnhorst D, Oxman H, Connolly D, Pluth J, Danielson G, Wallace R, Mc Goon D (1976) Isolated replacement of the mitral valve with the Starr-Edwards prothesis. J Thorac Cardiovasc Surg 71: 230–237
9. Bjork VO (1967) Safety factors in open heart surgery. J Thorac Cardiovasc Surg 54:161–181
10. Blackstone EH, Evans RH, Eckner FAO, Drake A, Moulder PV (1968) Perfusion-induced myocardial injury. J Thorac Cardiovasc Surg 56:689–698
11. Bleese N, Döring V, Kalmar P, Pokar H, Polonius M-J, Steiner D, Rodewald G (1978) Intraoperative myocardial protection by cardioplegia in hypothermia: Clinical findings. J Thorac Cardiovasc Surg 75:405–413
12. Bonhoeffer K, Standfuß K (1964) Bestimmung kleiner Sauerstoffverbrauchswerte des hypothermen Hundeherzens mit Hilfe einer fortlaufenden Messung des Sauerstoffdruckes in einem hämoglobinfreien Koronarperfusat. Verh Dtsch Ges Chir 308:703–707
13. Bregman D (1977) Clinical experience with intraoperative unidirectional intraaortic balloon pumping. In: Hellberg K, Kettler D, de Vivie R (Hrsg) Intraaortale Ballongegenpulsation. Intensivmedizin Notfallmedizin Anästhesiologie Bd 6, Thieme, Stuttgart, p 123–132
14. Bretschneider HJ (1961) O_2-Bedarf und -Versorgung des Herzmuskels. Verh Dtsch Ges Kreisl-Forschung 27:32–59
15. Bretschneider HJ (1964) Überlebenszeit und Wiederbelebungszeit des Herzens bei Normo- und Hypothermie. Verh Dtsch Ges Kreisl-Forschung 30:11–32
16. Bretschneider HJ, Hübner G, Knoll D, Lohr B, Nordbeck H, Spieckermann PG (1975) Myocardial resistance and tolerance to ischemia: Physiological and biochemical basis. J Cardiovasc Surg 16: 241–260
17. Brown AH, Braimbridge MV, Niles NR, Gerbode F, Aguilar MJ (1969) The effect of excessively high perfusion pressures on the histology, histochemistry, birefringence, and function of the myocardium. J Thorac Cardiovasc Surg 58:655–663
18. Brown HA, Braimbridge MV, Darracott S, Chayen J, Kasap H (1976) An experimental evaluation of continuous normothermic, intermittent hypothermic and intermittent normothermic coronary perfusion. Thorax 29:38–50

19. Buckberg GD, Towers B, Paglia DE, Mulder DG, Maloney JV (1972) Subendocardial ischemia after cardiopulmonary bypass. J Thorac Cardiovasc Surg 64:669–684
20. Buckberg GD, Fixler DE, Archie JP, Hoffman JIE (1972) Experimental subendocardial ischemia in dogs with normal coronary ateries. Circ Res 30:67–81
21. Buckberg GD, Eber L, Herman M, Richard G (1975) Ischemia in aortic stenosis: Hemodynamic prediction. Am J Cardiol 35:778–784
22. Buckberg GD (1977) Left ventricular subendocardial necrosis. Ann Thorac Surg 24:379–393
23. Bücher T (1947) Über ein phosphatübertragendes Gärungsferment. Biochem Biophys Acta (Amst) 1:292–314
24. Buja LM, Levitsky S, Ferrans VJ, Souther SG, Roberts WC, Morrow AG (1971) Acute and chronic effects of normothermic anoxia on canine hearts: Light and electron microscopic evaluation. Circulation (Suppl I) 43:144–150
25. Bustad LK (1976) Pigs in the laboratory. Scientific American 214:94–100
26. Chapman RA (1971) Experimental alteration of the relationship between external calcium concentration and the contractile force generated by auricular trabeculae isolated from the heart of the grof, rana pipiens. J Physiol (London) 218:147–161
27. Chidsey CA, Weinbach EG, Pool PE, Morrow AG (1966) Biochemical studies of energy production in the failing human heart. J Clin Invest 45:40–50
28. Clark AW, Pastellopulos A, Howard ER, Pietroni M, Williams K, Cullum PA (1972) Cardiac surgery in young pigs. Cardiovasc Res 6:634–640
29. Clark RE, Ferguson B, West PN, Shuchleib RC, Henry PD (1977) Pharmacological preservation of the ischemic heart. Ann Thorac Surg 24:307–314
30. Colapinto ND, Silver MD (1971) Prosthetic heart valve replacement: Causes of early postoperative death. J Thorac Cardiovasc Surg 61:938–944
31. Cooley DA, Reul GJ, Wukash DC Jr (1975) Ischemic myocardial contracture ("stone heart"). Israel J Med Sciences 11:203–210
32. Coulson RL, Yazdanfar S, Rubio E, Bove AA, Lemole GM, Spann JF (1977) Recuperative potential of cardiac muscle following relief of pressure overload hypertrophy and right ventricular failure in the cat. Circ Res 40:41–49
33. Czok R, Lamprecht W (1974) Pyruvat, Phosphoenolpyruvat, D-Glycerat-2-Phosphat. In: Bergmeyer HU (Hrsg) Methoden der enzymatischen Analyse, 3. Aufl, Bd II, Chemie, Weinheim, pp 1491–1496
34. Daggett WM, William VL, Cooper T, Hanlon CR (1967) Work capacity and efficiency of the autotransplanted heart. Circulation 35:196–104
35. Döring V, Baumgarten HG, Pokar H, Gercken G (1975) Metabolism and fine structure of the Mg^{++}-procaine arrested perfused heart. Basic Res Cardiol 70:186–197
36. Döring V, Baumgarten HG, Bleese N, Kalmar P, Pokar H, Gercken G (1976) Metabolism and structure of the magnesium-aspartate-procaine arrested ischemic heart of rabbit and man. Basic Res Cardiol 71:119–132
37. Draper M, Taylor N, Alpert NR (1971) Alteration in the contractile proteins in hypertrophied guinea pig hearts. In: Alpert NR (ed) Cardiac Hypertrophy. Academic Press, New York London, pp 315–331
38. Ellis RJ, Pryor W, Ebert PA (1978) Advantages of potassium cardioplegia and perfusion hypothermia in left ventricular hypertrophy. Ann Thorac Surg 24:299–306
39. Engelman RM, Chandra R, Baumann FG, Goldman RA (1976) Myocardial reperfusion, a cause of ischemic injury during cardiopulmonary bypass. Surgery 80:266–276
40. Engelman RM (1978) Myocardial edema, a complication of ischemic arrest during cardiopulmonary bypass. Am Heart J 95:128–130
41. Fishman NH, Youker JG, Roe BB (1968) Mechanical injury to the coronary arteries during operative canulation. Am Heart J 75:26–33
42. Fisk LR, Gelfand ET, Callaghan JC (1977) Hypothermic coronary perfusion for intraoperative cardioplegia. Ann Thorac Surg 23:58–61
43. Fizelova A, Fizel A (1970) Cardiac hypertrophy and heart failure: Dynamics of changes in proteins and nucleic acids. J Mol Cell Cardiol 1:389–402

44. Fizelova A, Fizel A (1972) Myocardial metabolic changes in cardiac hypertrophy and heart failure. In: Bajusz E, Rona G (eds) Myocardiology. Urban & Schwarzenberg, München Berlin Wien, pp 200–212

45. Fleckenstein A (1964) Die Bedeutung der energiereichen Phosphate für Kontraktilität und Tonus des Myokard. Verh Dtsch Ges Inn Med 70:81–99

46. Fleckenstein A, Kammermeier H, Döring HJ, Freund HJ (1967) Zum Wirkungsmechanismus neuartiger Koronardilatatoren mit gleichzeitig Sauerstoff-einsparenden Myokard-Effekten, Prenylamin und Iproveratril. Z Kreislaufforschung 56:839–858

47. Fleckenstein A (1968) Experimentelle Pathologie der akuten und chronischen Herzinsuffizienz. Verh Dtsch Ges Kreisl-Forsch 34:15–34

48. Fleckenstein A (1974) Drug-induced changes in cardiac energy. Adv Cardiol 12:183–197

49. Fuhrman GJ, Fuhrman FA, Field J (1950) Metabolism of rat heart slices, with special reference to effects of temperature and anoxia. Am J Physiol 163:642–647

50. Gerbode F, Selzer A (1948) Experimental cardiac hypertrophy. Surgery 24:505–511

51. Gercken G, Hürter P (1966) Stationäre Metabolitkonzentrationen im insuffizienten Säugetierherzen nach Monojodacetat- und Natriumfluoridvergiftung. Pflügers Arch 292:100–117

52. Gibbon JH (1954) Application of a mechanical heart and lung apparatus to cardiac surgery. Minnesota Med 37:171–180

53. Gibbon JH Jr (1954) Application of a mechanical heart and lung apparatus to cardiac surgery. In: Minnesota Heart Association. Recent advances in cardio-vascular physiology and surgery. Minneapolis, University of Minnesota, pp 107–113

54. Goldstein SM, Nelson RL, Mc Connell DH, Buckberg GD (1975) Cardiac arrest after aortic cross-clamping: Effects of conventional vs pharmocological arrest on myocardial supply/demand balance. Surg Forum 26:271–273

55. Griepp RB, Stinson EB, Shumway NE (1973) Profound local hypothermia for myocardial protection during open heart surgery. J Thorac Cardiovasc Surg 66:731–741

56. Griepp RB, Stinson EB, Oyer PE, Copeland JG, Shumway NE (1975) The superiority of aortic cross-clamping with profound local hypothermia for myocardial protection during aorta coronary bypass grafting. J Thorac Cardiovasc Surg 70:995–1009

57. Gunning JF, Coleman HN (1972) The effects of hypertrophy on myocardial energy utilization. In: Bajusz E, Rona G (eds) Myocardiology. Urban & Schwarzenberg, München Berlin Wien, pp 190–199

58. Gunning JF, Cooper G, Harrison CE, Coleman HN (1973) Myocardial oxygen consumption in experimental hypertrophy and congestive heart failure due to pressure overload. Am J Cardiol 32: 427–435

59. Gutmann I, Wahlefeld AW (1974) L-(+)-Lactat. In: Bergmeyer HU (Hrsg) Methoden der enzymatischen Analyse. 3. Aufl, Bd II, Chemie, Weinheim, pp 1510–1514

60. Haller JA, Morrow AG (1955) Experimental mitral insufficiency: An operative method with chronic survival. Ann Surg 142:37–51

61. Harigaya S, Schwartz A (1969) Rate of calcium binding and uptake in normal animal and failing human cardiac muscle. Circ Res 25:781–794

62. Hauschild U, Baghirzade MF, Kirsch U (1970) Capillarkompression als Ischämiefolge. Virchows Arch Abt A Pathol Anat 351:205–224

63. Heilbrunn A, Zimmermann JM (1965) Coronary dissections: A complication of canulation. J Thorac Cardiovasc Surg 49:767–771

64. Heimbecker RO, Lajos TZ (1962) Ice-chip cardioplegia. Arch Surg 84:130–140

65. Hein B, Janke J (1977) Restriction of beta-adrenergic responsiveness in hypertrophied ventricular myocardium of rats. Basic Res Cardiol 72:279–285

66. Heintzen P (1958) Die mathematische Behandlung der Temperaturabhängigkeit biologischer Prozesse. Pflügers Arch 266:207–218

67. Heinz N, Kalmar P, Luckmann E, Rodewald G, Rödiger W (1972) Morbidität nach Mitralklappenersatz. Thoraxchirurgie 20:347–353

68. Hoar PF, Shiverick KT, Hamrell BB, Alpert NR (1971) The ATPase activity and Ca^{++}-affinity of myosin B from hypertrophied nonfailing cat hearts. In: Alpert NR (ed) Cardiac hypertrophy. Academic press, New York London, pp 333–343

69. Hölscher B (1965) Der induzierte Magnesium-Novocamid-Herzstillstand. Thoraxchirurgie 13:95–102

70. Hölscher B (1966) Reperfusion effects on the rabbit heart. Arch Surg 93:951–957

71. Hoffmeister H-E, Kreuzer H, Schoeppe W (1959) Der Sauerstoffverbrauch des stillstehenden, des leerschlagenden und des flimmernden Herzens. Pflügers Arch 269:194–206

72. Hoffmeister H-E, Seboldt H, Seybold-Epting W, Stunkat R (1978) Myokardschutz mit Hypothermie und Cardioplegin bei der Operation angeborener Herzfehler. Thoraxchirurgie 26:98–103

73. Hottenrott CE, Towers B, Kurkji HJ, Maloney JV Jr, Buckberg G (1973) The hazard of ventricular fibrillation in hypertrophied ventricles during cardiopulmonary bypass. J Thorac Cardiovasc Surg 66:742–753

74. Irmer H, Koehler G, Friedrichs H, Eschenbruch E, Doering HJ (1975) Attenuation of beta-adrenergic cardiac responses in chronically hypoxic rats with right ventricular hypertrophy. Recent Adv Stud Cardiac Struct Metab 7:351–358

75. Isselhard W, Pohl W, Berghoff WJW, Schmerbauch D, Schüler HW (1964) Versuche zur Verbesserung der Energiebereitstellung im künstlich stillgelegten Herzen und in der Erholung bei Reperfusion. Verh Dtsch Ges Kreisl-Forschung 30:216–221

76. Isselhard W (1967) Maßnahmen zur Verbesserung der Erholung des Herzens nach Anaerobiose. Langenbecks Arch klin Chir 319:665–674

77. Isselhard W (1968) Metabolism and function of the heart during acute asphyxia and in postasphyxial recovery. Acta Anaesth Scand (Suppl) 29:203–216

78. Iyengar SRK, Charrette EJP, Iyengar CKS, Lynn RB (1973) An experimental model with left ventricular hypertrophy caused by subcoronary aortic stenosis in dogs. J Thorac Cardiovasc Surg 66:823–827

79. Iyengar SRK, Ramchand S, Charrette EJP, Iyengar CKS, Lynn RB (1973) Anoxic cardiac arrest: An experimental and clinical study of its effects. J Thorac Cardiovasc Surg 66:722–730

80. Jakob R, Gülich R (1972) Kritische Bemerkungen zur Aussagekraft der „Kontraktilitätsindizes". Verh Dtsch Ges Kreisl-Forschung 38:241–246

81. Jennings RB, Sommers HM, Kaltenbach JP, West JJ (1964) Electrolyte alterations in acute myocardial ischemic injury. Circ Res 14:260–269

82. Kalmar P, Bleese N, Kirsch U, Lutz G, Pokar H, Rodewald G (1972) Kombination von Kardioplegie und Koronarperfusion bei Herzoperationen in Normothermie. Thoraxchirurgie 20:427–431

83. Kalmar P, Bleese N, Döring V, Gercken G, Kirsch U, Lierse W, Pokar H, Polonius M-J, Rodewald G (1975) Induced ischemic arrest. J Cardiovasc Surg 16:470–475

84. Katz AM, Tada M (1972) The "stone heart": A challenge to the biochemist. Am J Cardiol 29:578–580

85. Katz AM (1973) Effects of ischemia on the contractile processes of heart muscle. Am J Cardiol 32:456–460

86. Kirk ES, Honig CR (1964) Experimental and theoretical analysis of myocardial tissue pressure. Am J Physiol 207:361–367

87. Kirsch U (1970) Untersuchungen zum Eintritt der Totenstarre an ischämischen Meerschweinchenherzen in Normothermie. Der Einfluß von Procain, Kalium und Magnesium. Arzneimittelforschung 20:1071–1074

88. Kirsch U, Rodewald G, Kalmar P (1972) Induced ischemic arrest. J Thorac Cardiovasc Surg 63:121–130

89. Knaepen PJJ (1977) Postoperative experiences with intraaortic balloon pumping in heart surgery. In: Hellberg K, Kettler D, de Vivie R (Hrsg) Intraaortale Ballongegenpulsation. Intensivmedizin Notfallmedizin Anästhesiologie, Bd 6, Thieme, Stuttgart, pp 135–139

90. Knoll D, Braun U, Gethmann JW, Lohr B, Paschen K, Spieckermann PG, Bretschneider HJ (1973) Vergleichende Untersuchungen zur Überlebens- und Wiederbelebungszeit des Herzens bei einigen Kardioplegieformen. In: Horatz K, Rittmeyer P (Hrsg) Kalium-Magnesium-Aspartat-Kolloquium am 30. Oktober 1971. Medicus, Berlin, p 119–129

91. Krasnow N, Neill WA, Messer JV, Gorlin N (1962) Myocardial lactate and pyruvate metabolism. J Clin Invest 41:2075–2085

92. Kreulen TH, Bove AA, Mc Donough MT, Sands MJ, Spann JF (1975) The evaluation of left ventricular function in man. Circulation 51:677–688

93. Kreuzer H, Schoeppe W (1963) Zur Entstehung der Differenz zwischen systolischem Myokard- und Ventrikeldruck. Pflügers Arch 278:199–208

94. Kreuzer H, Schoeppe W (1963) Das Verhalten des Druckes in der Herzwand. Pflügers Arch 278: 181–198

95. Krovetz LJ, Kurlinski JP (1976) Subendocardial blood flow in children with congenital aortic stenosis. Circulation 54:961–965

96. Kübler W, Hähn N, Reidemeister JCh, Spieckermann PG (1964) Ruhigstellung des ischämischen Myokards durch extracellulären Natriumentzug und Novocaingabe als Methode zur Verlängerung der Überlebens- und Wiederbelebungszeit des Herzens. Pflügers Arch 281:53

97. Kübler W, Bretschneider HJ, Grebe D, Orellano LE, Spieckermann PG (1966) Zur Frage der anaeroben Energiebereitstellung im Myokard. Pflügers Arch 291:R 10–R 11

98. Kübler W (1967) Nutzbare Ischämiedauer des Herzens in Abhängigkeit von der energetischen Ausgangslage des Myokards, der Kardioplegieform und der Temperatur. Langenbecks Arch klin Chir 319:648–659

99. Kübler W, Spieckermann PG (1970) Regulation of glycolysis in the ischemic and the anoxic myocardium. J Mol Cell Cardiol 1:351–378

100. Kübler W (1970) Zur Wechselwirkung zwischen Herzstoffwechsel und Koronardurchblutung im Angina-pectoris-Anfall und beim Herzinfarkt. Forum Cardiologicum 13:96–129

101. Lamberti JJ Jr, Cohn LH, Laks H, Braunwald NS, Collins JJ Jr, Castaneda AR (1975) Local cardiac hypothermia for myocardial protection during correction of congenital heart disease. Ann Thorac Surg 20:446–455

102. Lang G, Michal G (1974) D-Glucose-6-phosphat und D-Fructose-6-phosphat. In: Bergmeyer HU (Hrsg) Methoden der enzymatischen Analyse. 3. Aufl, Bd II, Chemie, Weinheim, pp 1283–1287

103. Lee SJK, Millan M (1974) Results of aortic valve replacement with and without coronary artery perfusion. Ann Thorac Surg 17:122–128

104. Levtisky S, Sloane RE, Mullin EM, Mc Intosh ChL, Morrow AG (1971) Normothermic myocardial anoxia. Ann Thorac Surg 1:229–237

105. Levtisky S, Feinberg H (1975) Biochemical changes of ischemia. Ann Thorac Surg 20:21–29

106. Levtisky S, Wright RN, Rao KS, Holland Ch, Roper K, Engelman R, Feinberg H (1977) Does intermittent coronary perfusion offer greater myocardial protection than continuous aortic cross-clamping? Surgery 82:51–59

107. Littlefield JB, Lerwicki EM, Muller WH (1960) Experimental coronary perfusion through an aortotomy during cardio-pulmonary bypass. J Thorac Cardiovasc Surg 40:685–691

108. Mac Gregor DC, Mehta VS, Metni FN, Kraijcek M, Kryspin J, Botz ChC, Trimble AS (1972) Normothermic anoxic arrest of the heart: Is there a means of estimating the safe period? J Thorac Cardiovasc Surg 64:833–839

109. Maloney JV Jr, Nelson RL (1975) Myocardial preservation during cardiopulmonary bypass. J Thorac Cardivasc Surg 70:1040–1050

110. Mansour TE (1963) Studies on heart phosphofructokinase. Purification, inhibition and activation. J Biol Chem 238:2285–2292

111. Marco JD, Hahn JW, Barner HB (1977) Topical cardiac hypothermia and phrenic nerve injury. Ann Thorac Surg 23:235–237

112. Mc Clellan RO (1968) Applications of swine in biomedical research. Laboratory Animal Care 18: 121–126

113. Mc Collum WB, Crow C, Harigaya S, Bajusz E, Schwartz A (1970) Calcium binding by cardiac relaxing system isolated from myopathic Syrian hamsters (strain 14.6, 82.62 and 40.54). J Mol Cell Cardiol 1:445–457

114. Mc Keever WP, Gregg DE, Canney PC (1958) Oxygen uptake in the nonworking left ventricle. Circ Res 6:612–623

115. Meerson FZ (1965) A mechanism of hypertrophy and wear of the myocardium. Am J Cardiol 15: 755–760

116. Meerson FZ (1969) The myocardium. Circulation Research 25 (Suppl II): II 1–163

117. Meessen H (1964) Strukturelle Veränderungen nach Herzstillstand und Herzstillegung. Verh Dtsch Ges Kreisl-Forschung 30:34–40

118. Meyer J, v Essen R, Jensch P, Hagemann K, Braun PC, Platte G, Ameling W, Effert S (1977) Detaillierte Analyse systolischer und diastolischer Parameter bei Aortenklappenfehlern. Thoraxchirurgie 25:350–355

119. Michal G, Beutler HO (1974) D-Fructose-1,6-diphosphat, Dihydroxyacetonphosphat, D-Glycerin-aldehyd-3-phosphat. In: Bergmeyer HU (Hrsg) Methoden der enzymatischen Analyse, 3. Aufl, Bd II, Chemie, Weinheim, pp 1359–1364

120. Mitha AS, Matisonn RE, Le Roux BT, Chesler L (1976) Clinical experience with the Lillehei-Kaster cardiac valve prosthesis. J Thorac Cardiovasc Surg 72:401–407

121. Molino EJ, Feiber W, Sisk A, Polen Th, Collins B (1977) Cardioplegia without fibrillation or defibrillation in cardiac surgery. Surgery 81:619–626

122. Morais DJ, Richart TS, Fritz AJ, Acree PW, Davila JC, Glover RP (1957) The production of chronic experimental mitral insufficiency. Ann Surg 145:500–508

123. Morales AR, Fine G, Taber RE (1967) Cardiac surgery and myocardial necrosis. Arch Pathol 83: 71–79

124. Nagai T, Takauji M, Jou M, Yamamoto T (1970) Relation between the inhibitory action of native tropomyosin and the dual effect of magnesium on the ATPase activity of actomyosin. Arch Biochem Biophys 137:340–344

125. Nagno N, Hochrein H (1963) Enzymatische Störungen im Myokard bei Belastung und Insuffizienz des Herzens. Klin Wschr 41:793–799

126. Nair KG, Umali T, Potts J (1973) Ribonucleic acid (RNA) polymerase and adenyl cyclase in cardiac hypertrophy and cardiomyopathy. Am J Cardiol 32:423–426

127. Najafi H, Henson D, Dye WS, Javid H, Hunter JA, Callaghan R, Eisenstein R, Julian OC (1969) Left ventricular hemorrhagic necrosis. Ann Thorac Surg 7:550–561

128. Nasseri M, Bücherl ES, Herbst R (1973) Praktische Erfahrungen mit Procain-Magnesium-Aspartat in der offenen Herzchirurgie. Thoraxchirurgie 21:67–73

129. Neal H, Dempsey PJ, Cooper T (1970) Myocardial oxygen consumption following chronic cardiac denervation. Am J Physiol 218:475–478

130. Norman JC, Fuqua JM, Hibbs CW, Edmonds Ch, Igo RS, Cooley DA (1977) An intracorporeal (abdominal) left ventricular assist device. Arch Surg 112:1442–1451

131. O'Kane HO, Geha AS, Kleiger RE, Abe T, Salaymeh MT, Malik AB (1973) Stable left ventricular hypertrophy in the dog. J Thorac Cardiovasc Surg 65:264–271

132. Parker JO, Chiong MA, West RO, Case RB (1970) The effect of ischemia and alterations of heart rate on the myocardial potassium balance in man. Circulation 42:205–217

133. Passonneau JV, Lowry OH (1962) Phosphofructokinase and the Pasteur-effect. Biochem Biophys Res Commun 7:10–15

134. Peyster RG, Stuckey JH (1974) Diastolic intramyocardial tissue pressure before, during, and after temporary occlusion of the left anterior descending coronary artery. J Thorac Cardiovasc Surg 67: 343–348

135. Philips PA, Marty AT, Miyamoto AM (1975) A clinical method for detecting subendocardial ischemia after cardiopulmonary bypass. J Thorac Cardiovasc Surg 69:30–39

136. Philips PA, Bregman D (1977) Intraoperative application of intraaortic balloon counterpulsation determined by clinical monitoring of the endocardial viability ratio. Ann Thorac Surg 23:45–51

137. Powell WJ Jr, Flores J, Di Bona DR, Leaf A (1973) The role of cell swelling in myocardial ischemia and the protective effect of hypertonic mannitol. J Clin Invest 52:66 a

138. Powell WJ Jr, Di Bona DR, Flores J, Frega N, Leaf A (1976) Effects of hyperosmotic mannitol in reducing ischemic cell swelling and minimizing myocardial necrosis. Circulation (Suppl I) 53:145– 149

139. Regen DM, Davis WW, Morgan HE, Park CR (1964) The regulation of hexokinase and phosphofructokinase activity in heart muscle. J Biol Chem 239:43–49

140. Reidemeister JCh, Gehl H, Spieckermann PG, Orellano LE (1965) Untersuchung der Kardioplegie durch extracellulären Natrium- und Calciumentzug und Novocaingabe im Überlebensversuch am Hund. Langenbecks Arch klin Chir 313:1043–1049

141. Reidemeister JCh, Heberer G, Gehl H, Thiele JP (1967) Klinische Ergebnisse mit der Kardioplegie durch extrazellulären Natrium- und Calciumentzug und Procaingabe. Langenbecks Arch Klin Chir 319:701–707

142. Reidemeister JCh, Heberer G, Bretschneider HJ (1967) Induced cardiac arrest by sodium and calcium depletion and application of procaine. J Int Surg 47:535–540

143. Reidemeister JCh, Schramm G, Gehl H, Heberer G (1971) Klinische Erfahrungen mit der Kardioplegie nach Bretschneider. Thoraxchirurgie 19:104–118

144. Reul GJ, Morris GC, Howell JF, Crawford ES, Sandiford FM, Wukasch DC (1971) The safety of ischemic cardiac arrest in distal coronary artery bypass. J Thorac Cardiovasc Surg 62:511–521

145. Roberts WC, Morrow AG (1967) Causes of early postoperative death following cardiac valve replacement. J Thorac Cardiovasc Surg 54:422–437

146. Robicsek F, Sanger PW, Daugherty HK, Lesage MA (1967) Heart surgery in normothermic body perfusion, interruption of the coronary blood flow, and topical cardiac hypothermia. Ann Thorac Surg 4:232–241

147. Rogers WA, Bishop SP, Hamlin RL (1971) Experimental production of supravalvular aortic stenosis in the dog. J Appl Physiol 30:917–920

148. Sapford RN, Blackstone EH, Kirklin JW, Karp RB, Kouchoukos NT, Pacifico AD, Roe CR, Bradley EL (1974) Coronary perfusion versus cold ischemic arrest during aortic valve surgery. Circulation 49:1190–1199

149. Sarnoff SJ, Braunwald E, Welch GH Jr, Case RB, Stainsby WN, Macruz R (1958) Hemodynamic determinants of oxygen consumption of the heart with special reference to the tension time index. Am J Physiol 192:148–156

150. Scheuer J (1967) Myocardial metabolism in cardiac hypoxia. Am J Cardiol 19:385–392

151. Schildberg FW, Fleckenstein A (1965) Die Bedeutung der extrazellulären Calciumkonzentration für die Spaltung von energiereichem Phosphat in ruhendem und tätigem Myokardgewebe. Pflügers Arch 283:137–150

152. Schreiber SS, Klein I, Oratz M, Evans C, Gueyikian I, Rothschild MA (1971) Early changes in acute cardiac overload: Studies on adenyl cyclase activity, cyclic 3'5'-AMP, and myosin synthesis. In: Alpert NR (ed) Cardiac Hypertrophy. Academic Press, New York London, pp 511–537

153. Schulte HD, Derra E, Herzer JA, Krian A, Bircks W (1975) Ischemic tolerance of the human heart during extracorporeal circulation: Clinical experience. J Cardiovasc Surg 16:283–287

154. Schwartz A, Sordahl LA, Crow CA, Mc Collum WB, Harigaya S, Bajusz E (1972) Several biochemical characteristics of the cardiomyopathic Syrian hamster. In: Bajusz E, Rona G (eds) Myocardiology. Urban & Schwarzenberg, München Berlin Wien, p 235–242

155. Schwartz A (1971) Studies on mitochondria from normal, hypertrophied and failing myocardium. In: Alpert NR (ed) Cardiac hypertrophy. Academic Press, New York London, pp 511–537

156. Schwartz A, Sordahl LA, Entman ML, Allen JC, Reddy YS, Goldstein MA, Luchi RJ, Wyborny LE (1973) Abnormal biochemistry in myocardial failure. Am J Cardiol 32:407–422

157. Sell KW (1972) Tissue and organ preservation. In: Najarian JS, Simmons RL (eds) Transplantation. Urban & Schwarzenberg, München Berlin Wien, pp 404–415

158. Seybold-Epting W, Fenchel G, Stunkat R, Hoffmeister H-E (1978) Combined application of metabolic myocardial arrest and general profound hypothermia in aortic valve replacement. J Cardiovasc Surg 19:1–6

159. Shaw RF, Mosher P, Ross J Jr, Joseph JI, Lee ASJ (1962) Physiologic principles of coronary perfusion. J Thorac Cardiovasc Surg 44:608–616

160. Shen AC, Jennings RB (1972) Myocardial calcium and magnesium in acute ischemic injury. Am J Path 67:417–433

161. Shen AC, Jennings RB (1972) Kinetics of calcium accumulation in acute myocardial ischemic injury. Am J Path 67:441–452

162. Shumway NE, Lower RR, Stoffer RC (1959) Selective hypothermia of the heart in anoxic cardiac arrest. Surg Gynec Obstet 109:750–754

163. Singh HM, Horton EH (1971) Myocardial damage and valve replacements. Thorax 26:89–93

164. Skosey JL, Aschenbrenner V, Zak R, Rabinowitz M (1972) Synthesis of collagen, myosin, noncollagenous protein and DNA during experimental myocardial hypertrophy in the rat. In: Bajusz E, Rona G (eds) Myocardiology. Urban & Schwarzenberg, München Berlin Wien, p 171–177

165. Sondergaard T, Senn A (1967) Klinische Erfahrungen mit der Kardioplegie nach Bretschneider. Langenbecks Arch klin Chir 319:661–665

166. Spann JF Jr, Buccino RA, Sonnenblick EH, Braunwald E (1967) Contractile state of cardiac muscle obtained from cats with experimentally produced ventricular hypertrophy and heart failure. Circ Res 21:341–354

167. Speicher EC, Ferrigan L, Wolfson SK Jr, Yalav EH, Rawson AJ (1962) Cold injury of myocardium and pericardium in cardiac hypothermia. Surg Gynec Obstet 114:659–665

168. Spieckermann PG (1973) Überlebens- und Wiederbelebungszeit des Herzens. Anästhesiologie und Wiederbelebung Bd 66, Springer, Berlin Heidelberg New York

169. Swan H, Heagher DM (1971) Total body bypass in miniature pigs. J Thorac Cardiovasc Surg 61: 956–967

170. Swan H, Piermattei DL (1971) Technical aspects of cardiac transplantation in the pig. J Thorac Cardiovasc Surg 61:710–723

171. Stemmer EA, Mc Cart P, Stanton WW, Thibault W, Dearden LS, Connolly JE (1973) Functional and structural alterations in the myocardium during aortic crossclamping. J Thorac Cardiovasc Surg 66:754–770

172. Taber RE, Morales AR, Fine G (1967) Myocardial necrosis and the postoperative low cardiac output syndrome. Ann Thorac Surg 4:12–27

173. Thauer R, Brendel W (1962) Hypothermia. Progr Surg 2:73–271

174. Trimble AS, Bigelow WG, Wigle ED, Silver MD (1969) Coronary ostial stenosis. J Thorac Cardiovasc Surg 57:792–795

175. Tyers GFO, Hughes HC Jr, Todd GJ, Andrews EJ, Prophet GA, Waldhausen JA (1974) Protection from ischemic cardiac arrest by coronary perfusion with cold Ringer's lactate solution. J Thorac Cardiovasc Surg 67:411–418

176. Vincent WR, Buckberg GD, Hoffman JIE (1974) Left ventricular subendocardial ischemia in severe valvar and supravalvar aortic stenosis: A common mechanism. Circulation 49:326–333

177. Weber A, Herz R, Reiss I (1969) The role of magnesium in the relaxation of myofibrils. Biochemistry 8:2266–2270

178. Welham KG, Silove ED, Wyse RK (1978) Experimental right ventricular hypertrophy and failure in swine. Cardiovasc Res 12:61–65

179. Werner W, Rey H-G, Wielinger H (1970) Über die Eigenschaften eines neuen Chromogens für die Blutzuckerbestimmung nach der GOD/POD Methode. Z Anal Chem 252:224–228

180. Wollenberger A, Krause EG (1968) Metabolic control characteristics of the actuely ischemic myocardium. Am J Cardiol 22:349–359

181. Wollenberger A, Krause EG, Shahab L (1970) Über die Umstellung des Herzmuskels auf anaerobe Energiegewinnung bei Eintritt von Myokardischämie. Forum Cardiologicum 13:69–95

182. Wollenberger A, Onnen K (1972) Incorporation of aminoacids into total and contractile protein of tissue slices of the hypertrophying heart. In: Bajusz E, Rona G (eds) Myocardiology. Urban & Schwarzenberg, München Berlin Wien, pp 186–189

183. Wollenberger A, Shahab LW, Krause EG, Grenz S, Warbanow W, Nitschkoff S (1974) Effect of acute ischemia on myocardial cyclic AMP, Phosphorylase a, and lactate levels in various forms of cardiac hypertrophy. Correlation with cardiac norepinephrine stores. Rec Adv Stud Card Struct Metab 3:551–559

X. Tabellarischer Anhang

Statistische Auswertung der Stoffwechselparameter (Fehlerwahrscheinlichkeit $< 0,05$ = signifikant), (S = signifikant, NS = nicht signifikant)

	U-Test		Varianzanalyse					
	ATP	Laktat	G	G-6-P	F-6-P	F-1,6-DiP	DAP	Pyruvat
Gruppe I–V	S	S	NS	–	–	NS	NS	NS
Gruppe I–II	S	S	NS	–	–	NS	NS	NS
Gruppe I–III	S	S	NS	–	–	NS	NS	NS
Gruppe I–IV	S	S	NS	–	–	NS	NS	NS
Gruppe III–IV	S	S	NS	NS	NS	NS	NS	NS
Gruppe V–VI	NS	NS	NS	NS	–	S	NS	NS
Gruppe V–VII	S	S	S	NS	NS	NS	NS	NS
Gruppe V–VIII	S	S	S	NS	NS	NS	S	NS
Gruppe VII–VIII	S	S	NS	NS	NS	NS	NS	NS
Gruppe V–X	NS	NS	S	NS	S	NS	S	NS
Gruppe IX–VII	S	S	NS	NS	NS	NS	NS	NS
Gruppe IX–VIII	NS	NS	NS	NS	NS	NS	NS	NS
Gruppe V–IX	S	S	NS	NS	NS	S	NS	NS

Gruppe I = normal, 37 °C; Gruppe II = normal, 37 °C, MAP; Gruppe III = normal, 25 °C; Gruppe IV = normal, 25 °C, MAP; Gruppe V = Hypertrophie, 37 °C; Gruppe VI = Hypertrophie, 37 °C, MAP; Gruppe VII = Hypertrophie, 25 °C; Gruppe VIII = Hypertrophie, 25 °C, MAP; Gruppe IX = Hypertrophie, LK 352, 15 °C; Gruppe X = Hypertrophie, LK 352, 37 °C

XI. Sachverzeichnis